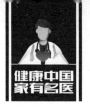

健康中国
家有名医

儿童青少年
常见情绪行为障碍
诊断与治疗

总策划　王韬 教授

中国科普作家协会　医学科普创作专委会主任委员

主编 —— 田　园

上海科学技术文献出版社
Shanghai Scientific and Technological Literature Press

图书在版编目（CIP）数据

儿童青少年常见情绪行为障碍诊断与治疗 / 田园主编 . —
上海：上海科学技术文献出版社，2023
ISBN 978-7-5439-8752-4

Ⅰ.①儿… Ⅱ.①田… Ⅲ.①儿童—情绪障碍—诊疗②
青少年—情绪障碍—诊疗 Ⅳ.① R749.4

中国国家版本馆 CIP 数据核字 (2023) 第 029572 号

选题策划：张　树
责任编辑：王　珺
封面设计：留白文化

儿童青少年常见情绪行为障碍诊断与治疗
ERTONG QINGSHAONIAN CHANGJIAN QINGXU XINGWEI ZHANG'AI ZHENDUAN YU ZHILIAO
主编　田　园
出版发行：上海科学技术文献出版社
地　　址：上海市长乐路 746 号
邮政编码：200040
经　　销：全国新华书店
印　　刷：商务印书馆上海印刷有限公司
开　　本：650mm×900mm　1/16
印　　张：14.25
字　　数：147 000
版　　次：2023 年 3 月第 1 版　2023 年 3 月第 1 次印刷
书　　号：ISBN 978-7-5439-8752-4
定　　价：48.00 元
http://www.sstlp.com

"健康中国·家有名医" 丛书总策划简介

王　韬

上海市同济医院急诊医学部主任兼创伤中心主任，上海领军人才，全国创新争先奖状、国家科技进步奖二等奖获得者，国家健康科普专家库首批成员，中国科协辟谣平台专家，国家电影局科幻电影科学顾问，中国科普期刊分级目录专家委员会成员，中国科普作家协会医学科普创作专委会主任委员，中华医学会《健康世界》杂志执行副总编。

儿童青少年常见情绪行为障碍诊断与治疗
作者简介

田　园

医学博士，副主任医师，心理治疗师，国家二级心理咨询师。全国妇幼健康研究会婴幼儿养育照护专业委员会委员、中国医师协会儿童健康专委会心理评估学组委员、上海医学会第十一届儿科分会儿保学组副组长、区县学组副组长等。从事儿童青少年常见情绪行为问题的评估与治疗干预、儿童早期发展促进与家庭育儿咨询的工作及研究。主持或参与上海市科委、卫健委等多项课题，发表论文三十余篇，副主编著作4本，参编著作2本，专家共识1篇。获上海市卫计委五四青年奖章，上海市科技进步三等奖、全国妇幼健康科学技术奖三等奖、上海市医院协会上海医院管理创新奖一等奖等。

"健康中国·家有名医"丛书编委会

丛书总策划：

王　韬　　上海市同济医院急诊医学部兼创伤中心主任、
　　　　　主任医师、教授

丛书副总策划：

方秉华　　上海市公共卫生临床中心党委书记、主任医师、教授
唐　芹　　中华医学会科普专家委员会副秘书长、研究员

丛书编委：

马　骏　　上海市同仁医院院长、主任医师
卢　炜　　浙江传媒学院电视艺术学院常务副院长、党委副书记
冯　辉　　上海中医药大学附属光华医院副院长、主任医师
许方蕾　　上海市同济医院护理部主任、主任护师
李本乾　　上海交通大学媒体与传播学院院长、教育部"长江学者"
　　　　　特聘教授
李江英　　上海市红十字会副会长
李春波　　上海交通大学医学院附属精神卫生中心副院长
　　　　　上海交通大学心理与行为科学研究院副院长、主任医师
吴晓东　　上海市医疗急救中心党委书记
汪　妍　　上海电力医院副院长、主任医师
汪　胜　　杭州师范大学护理学院党总支书记兼副院长、副教授
宋国明　　上海市第一人民医院党委副书记、纪委书记、副研究员
张春芳　　上海市浦东新区医疗急救中心副主任
张雯静　　上海市中医医院党委副书记、主任医师

苑　杰　华北理工大学冀唐学院院长、主任医师、教授

罗　力　复旦大学公共卫生学院党委书记、教授

周行涛　复旦大学附属眼耳鼻喉科医院院长、主任医师、教授

唐　琼　上海市计划生育协会专职副会长

陶敏芳　上海市第八人民医院院长、主任医师、教授

桑　红　长春市第六医院主任医师、教授

薄禄龙　海军军医大学第一附属医院麻醉科副主任、副主任医师、
　　　　副教授

本书编委会

主　编　田　园

副主编　陈津津　王　瑜

编　委（按姓氏笔画排序）

　　　　王莎莎　仇晓艳　洪　霞　章春草　龚紫兰

总　序

　　近日，中共中央办公厅、国务院办公厅印发了《关于新时代进一步加强科学技术普及工作的意见》，从加强科普能力建设、促进科普与科技创新协同发展等七个方面着重强调了科普是国家和社会普及科学技术知识、弘扬科学精神、传播科学思想、倡导科学方法的活动，是实现创新发展的重要基础性工作。这是对新时代科普工作提出新的明确要求，是推动新时代科普创新发展的重大契机。为响应号召，推进完成在科普发展导向上强化战略使命、发挥科技创新对科普工作的引领作用、发挥科普对于科技成果转化的促进作用的三大重要科普任务；促进我国科普事业蓬勃发展，营造热爱科学、崇尚创新的社会氛围，构建人类命运共同体，上海科学技术文献出版社特此策划推出"健康中国·家有名医丛书"。

　　健康是人最宝贵的财富，然而疾病是其绕不开的话题。随着社会发展，在人们物质水平提高的同时，这让更多人认识到健康的重要性，激发了全社会健康意识的觉醒。对健康的追求也有着更高的目标，不再局限于简单的治已病，而是更注重"未病先防、既病防变、愈后防复"。多方面的因素使得全民健康成为"热门"话题。

　　现代社会快节奏和高强度的生活方式，使我们常常处于亚健康状态。美食诱惑、运动不足、嗜好烟酒，往往导致肥胖，诱发高血压、高血脂、高血糖、高尿酸乃至冠心病、脑卒中，甚至损伤肺功能，造成肾功能衰退，而久病卧床又会造成肺炎、压疮、下肢血管栓塞等衍生疾病……凡此种种，严重影响人们的健康生活。

　　"经济要发展，健康要上去"，是每个老百姓的追求。"健康中

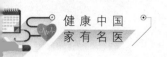

国”不是一个口号，也不是一串数字。人民健康是民族昌盛和国家富强的重要标志，健康是人们最具普遍意义的美好生活需要。该丛书遴选临床常见病、多发病，为广大读者提供一套随时可以查阅的医学科普读物。

这套丛书，为广大读者提供一份随时可以查阅的医学手册，帮助读者了解与疾病预防治疗相关的各类知识，探索疾病发生发展的脉络，为找寻最合适的治疗方法提供参考。为全社会健康保驾护航，让大众更加关注基础疾病的治疗，提高机体免疫力。在为患者答疑解惑的同时，也传递了重要的健康理念。

本丛书秉承上海科学技术文献出版社曾经出版的"挂号费"丛书理念，作为医学科普读物，为广大读者详细介绍了各类常见疾病发病情况、疾病的预防、治疗，生活中的饮食、调养，疾病之间的关系，治疗的误区，患者的日常注意事项等。其内容新颖、系统、实用，适合患者、患者家属及广大群众阅读，对医生临床实践也具有一定的参考价值。本丛书版式活泼大气、文字舒展，采用一问一答的形式，逻辑严密、条理清晰、方便阅读，便于读者理解；行文深入浅出，对晦涩难懂的术语采用通俗表达，降低阅读门槛，方便读者获取有效信息，是可以反复阅读、随时查询的家庭读物，宛若一位指掌可取的"家庭医生"。

本丛书诚邀上海各三甲医院专科医生担任主编撰稿，每册书十万余字，一病一书，精选最为常见和患者最为关心的内容，删繁就简，避免连篇累牍又突出重点。本套"健康中国·家有名医"丛书在2020年出版了第一辑21册，现在第二辑27册也顺利与广大读者见面了。

这是一份送给社会和大众的健康礼物，看到丛书出版，我甚是欣慰。衷心盼望丛书可以让大众更了解疾病、更重视健康、更懂得未病先防，为健康中国事业添砖加瓦。

2022 年 10 月

前　言

　　儿童青少年的心理健康,关系到个体发展、家庭幸福,更关系到国家和民族的未来。关注儿童青少年心理健康问题,促进他们的身心健康发展,是建设"健康中国"行动的重要内容。世界卫生组织的研究表明,精神卫生和心理行为问题尤其是抑郁症是年轻人最主要的疾病负担。成人阶段的抑郁障碍、焦虑障碍等,通常在青少年阶段首次发作,如果没有积极有效地预防,尽早进行识别、干预和治疗,成年后很可能还会持续存在,甚至造成心身健康的终生损害。

　　近十年来,我国处于经济社会快速发展和转型的关键时期,社会竞争压力不断加剧,人们的生活节奏变得更快,这些给儿童青少年群体带来的影响并不亚于成人群体。从个体全生命周期的发展来看,儿童青少年正处于生理、心理健康发展的关键期,但由于自身认知发展水平的限制和发展的脆弱性,不断增加的社会压力和竞争压力持续传递到家庭、传递到儿童青少年学习和成长的方方面面,使得儿童青少年个体的健康行为问题及其引发的社会问题日益凸显。2021年中国科学院心理研究所发布的《中国国民心理健康发展报告(2019—2020)》,聚焦了中国青少年心理健康素养的现状和近十年来心理健康问题的变迁。报告指出:儿童青少年的心理健康问题发生率和心理障碍患病率

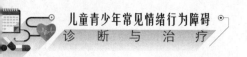

呈逐渐上升的趋势,已成为重要的公共卫生问题。

党中央、国务院高度重视儿童青少年心理健康工作,多次做出指示、批示,在《健康中国行动(2019—2030年)》的心理健康促进行动、中小学健康促进行动中,都对儿童青少年心理健康工作提出了相关要求。《健康中国行动——儿童青少年心理健康行动方案(2019—2022年)》提出:各类媒体要对儿童青少年及家长、学校教师等加强心理健康宣传,传播心理健康知识,帮助全社会进一步树立"身心同健康"意识,掌握应对心理行为问题的方法和途径。2016年12月,国家卫健委、中宣部等22个部门联合发布的《关于加强心理健康服务的指导意见》强调:全面加强儿童青少年心理健康教育。运用专业知识与方法协助服务对象舒缓心理压力、提升发展能力、增强社会功能、建立支持网络、改善生活状况,开展心理健康服务的专业性社会服务活动。

加强儿童青少年的心理健康服务,是维护和增进儿童青少年身心健康的重要内容。儿童青少年面临的常见情绪行为障碍问题包括注意力缺陷多动障碍、抑郁障碍、焦虑障碍、惊恐障碍、强迫障碍、抽动障碍,以及因广泛性发育障碍、学习障碍等引起的情绪障碍。本书围绕儿童青少年常见情绪行为障碍的基础知识,以及儿童情绪行为障碍的影响因素、诊断、治疗干预、家庭护理等进行科普,旨在帮助家长了解儿童青少年情绪行为障碍的常见知识,掌握一定技巧,更好地帮助情绪行为障碍的孩子健康生活。

目　录

儿童青少年情绪行为障碍一般问题

儿童青少年心理健康问题严重吗

2019 新冠病毒(COVID-19)在世界范围内的大流行,给人类社会造成了严重威胁,还以最严酷的方式揭示了外部世界如何影响着我们的内心世界:疫情对儿童青少年的心理健康产生了重大影响。根据世界卫生组织(WHO)和联合国儿童基金会报道,全球范围内,数百万儿童青少年及其家庭生活被强烈的不确定性、孤独和悲伤情绪所笼罩;至少 1/7 的儿童受到了疫情限制措施的直接影响,超过 16 亿儿童的学业受到了干扰。疫情对青少年的日常生活、学习和娱乐造成冲击,打破了他们过去在家庭—学校—社会和父母—同伴—其他社会支持等各种关系中相对平衡的心理健康状态,加之他们对家庭收入和家人健康的担忧,导致许多青少年出现了恐惧、害怕、忧虑、孤独、悲伤……《2021 年世界儿童状况》中援引 2020 年初在中国进行的一项线上调查,数据表明:约 1/3 的受访者表示感到恐惧或焦虑。

而事实上,这场大流行可能仅仅是揭示了儿童青少年心理健康问题的"冰山一角",在新冠疫情大流行之前,儿童青少年的心理健康风险负担就已非常严峻,精神疾病是导致儿童青少年痛苦的重要原因,并因此影响着世界各地儿童青少年的健康和学习,使他们无法充分发挥潜能。儿童青少年心理健康的问题,已被忽视了太长时间。根据世界卫生组织和联合国儿童基金会的统计,约半数精神障碍始于 15 岁之前,75% 始于步入成年之前;每年死于自杀的 80 万人中,大部分是年轻人。《2021 年世界儿童状况》的分报告《心之所想——促进、保护和关爱儿童心理健康》,提供了更为详细的数据:据估算,在 10~19 岁的青少年中,有超过 13% 的人患有世界卫生组织定义的精神疾病;8 600 万名 15~19 岁的青少年和 8 000 万名 10~14 岁的青少年患有精神类疾病;8 900 万名 10~19 岁的青少年男孩和 7 700 万名 10~19 岁的青少年女孩患有精神疾病;焦虑和抑郁约占这一群体确诊精神疾病的 40%;其他还包括注意力缺陷多动障碍、行为障碍、孤独症谱系障碍、双相障碍、饮食障碍、精神分裂症和多种人格障碍。疾病对儿童青少年生命的影响是巨大的,据估计,全球每年有 4.58 万名青少年死于自杀,即每 11 分钟就有超过 1 人死于自杀。自杀是 10~19 岁青少年死亡的第五大原因;对于 15~19 岁的青少年男孩和女孩,自杀是他们死亡的第四大原因,仅次于道路伤害、结核病和人际暴力;对于 15~19 岁的女孩来说,自杀是其死亡的第三大原因,对于同年龄段的男孩来说则是第四大原因。此外,儿童青少年还面临着诸多的社会心理压力,这些压力虽然没有达到流行病学疾患的程度,但却影响着他们的生活、健康和终身发展。

全球有 1/6 的人口处于 10~19 岁这个年龄段,而情绪和行为障碍在这个年龄段很常见。焦虑障碍(可能包括恐慌或过度担忧)是这个年龄组中最为普遍的情绪问题,而且在大龄青少年中更为常见。据估计,有3.6%的10～14岁青少年和4.6%的15～19岁青少年患有焦虑障碍;有1.1%的10～14岁青少年和2.8%的15～19岁青少年会出现抑郁障碍,这些情绪障碍在大年龄段的青少年中更为多见,会严重影响他们的学业和生活,抑郁症更可能导致自杀。行为障碍在小年龄青少年中更为常见:有3.1%的10～14岁青少年和2.4%的15～19岁青少年患有注意缺陷多动障碍;有3.6%的10～14岁青少年和2.4%的15～19岁青少年患有品行障碍(包括具有破坏性或挑战性行为的症状)。

儿童青少年接受心理健康服务面临什么困难

人的心理健康是个连续状态,可能包括幸福的时刻和痛苦的时刻,大多数情况下,心理健康问题并不会演变发展成疾病。心理健康存在多种多样的风险因素,也有诸多保护性因素,这些因素既可能带来心理健康风险,也可以帮助保护心理健康。在儿童发展的关键阶段,这些因素都会极大地影响心理健康。

父母养育是儿童心理健康的基础。那些心理健康的孩子,能在家人的关爱和支持下健康成长,他们会向家人倾诉生活中的快乐和烦恼,学业中的压力和担忧,同伴交往中的成功与挫折……这些稳定的情感连结和家庭环境,对他们度过这些心理时刻,有重要的支持作用。而对于父母来说,心理健康意味着他们能为孩子的情绪健康和发展提供支持,帮助孩子形成情感纽带和稳固的依恋关系。然而,许多家长或儿童的主要照护者,都需要获得育儿支持,包括信息指导以及经济和社会心理支持,才能更好地承担这一关键角色。但令人担忧的是,据 WHO 统计,全球每 4 名儿童中,就有 1 人生活在父母一方患有精神障碍的家庭中。

儿童青少年的心理健康状况远远不止是他们心里在想些什么这样简单,他们的心理健康水平受所处生活环境的深刻影响:严苛的养育方式、暴力特别是性暴力和欺凌等,都属于公认的个体精神卫生风险因素。而他们自身的玩耍、学习和成长、他们与父母(或其他养育照护者)的相处及家庭生活质量、他们与同龄人的关系与交往、他们与周围环境的互动……这诸多的环节中,都隐藏着风险因素,青少年接触到的风险因素越多,其精神健康受到的潜在影响就越大。

尽管人们对心理健康状况的影响因素有了越来越多的认识,但环境因素的影响是持续存在的。而且很多时候儿童青少年无法及时有效获得心理健康服务的关键原因之一,是因为无法恰当地讨论这一问题,社会仍然对心理健康及其问题存在偏见,有情绪行为障碍的个体,常常遭人误解。加之,当我们讨论身体健康时,常常聊的是运动、健康饮食等,而谈及心理健康,说的更多的是抑郁、焦虑和悲伤,并认为这些都是"负面"的、是不好的,是需要尽快摆脱的。儿童青少年可能无法用准确的语言来表述他们的感受,而社会对于心理健康的污名化和误解更导致他们害怕因此招致歧视、嘲笑和欺凌,从而不敢表达。

心理健康是一种积极的幸福状态,是儿童青少年追求未来发展的基础。心理健康与身体健康一样,都是我们高效学习、积极思考、与人交往、建立人际关系、对周围世界做出贡献的基础,是个体健康不可忽视的部分。此次疫情让人们更加清楚地认识到:关注儿童青少年心理健康,帮助他们获取资源、利用资源的重要性,不只是关注,还需要父母、家庭、卫生服务者、学校、社会来共同采取行动。

什么是儿童青少年情绪和行为障碍

情绪和行为障碍(Emotional and Behavior Disorders, EBD)是指在没有器质性病变和情感障碍的情况下,个体表现出与社会情境、社会评价等相违背的情绪反应和行为动作。作为最常见的儿童青少年精神障碍之一,情绪和行为障碍影响儿童青少年主要的生活功能、社交功能和学习的功能。

儿童青少年情绪和行为障碍的症状,具有发展隐匿性的特点。由于儿童心理发展不平衡,缺乏特征性的外部表现,并且目前尚未建立独立、系统的儿童青少年情绪和行为障碍诊断体系,因此给流行病学的综合分析以及后续的诊断和治疗增加了难度。

在临床上,通常根据内化和外化两个维度来判断儿童情绪行为是否偏离了他们所属年龄段以及文化的正常范围,并根据这两个维度来判断情绪障碍或行为障碍所属的性质、水平、程度。一般而言,女童情绪障碍(内化表现)的发病率高于男童,男童行为障碍(外化表现)的发病率高于女童,随着年龄的增长进入青春期后,女孩情绪障碍的发病率会有明显的升高。不论是内化还是外化,情绪行为障碍都会给儿童发展带来负面影响。内化障碍(Internalizing Disorders, ID)也常常被称为"情绪障碍"(Emotional Disorders),此类障碍的患儿的情绪反应较为明显,容易导致患儿出现焦虑、恐惧、抑郁等情绪,甚至会造成物质滥用、自伤行为、自杀倾向等。在小年龄的患儿,常常表现出幼稚和退缩行为,很少与同龄儿童游戏,缺乏交往等社会技能。虽然这些异常并不会对他人造成显著的威胁,但这些症状往往会带来不同程度的功能损害,影响个体的身心发育。另有一部分儿童,常常会表现出一些外显的行为,被称为外化障碍(Externalizing Disorder, ED),例如侵略、强迫、打架、说谎、破坏公物、不遵守指令、在公共场合大声喧哗、干扰他人等,这类患儿往往难以与人建立良好关系,一些对立违抗或者反社会行为可能会持续多年,发展为人格障碍。

　　情绪行为障碍给儿童青少年带来的影响涉及个体发展、家庭关系、学业水平、社交沟通等一或多个方面。由于注意力、认知能力、执行功能等受损,有部分情绪和行为障碍的儿童还表现出学习困难和语言发育迟滞等,这些都限制了儿童的学习能力,由此导致学习成绩差、退学等。另一个重要影响是社交技能缺乏和人际关系不良,在儿童和青少年时期,发展适宜的人际关系并维护健康的关系,是未来个体社会适应性的一个重要衡量标准,但与正常儿童相比,很多情绪行为障碍儿童较少有同情心,在交朋友和维持友谊上存在问题,社交功能在不同程度上受到影响。

情绪是什么

　　情绪是个体先天就有的，几乎每个人都会在不同场合、不同时期有这样或那样的情绪。情绪影响着我们的各种行为：可以让我们因高兴喜悦而开怀大笑，也可以让我们因悲伤担忧而伤心落泪，可以让我们感到神清气爽精神百倍，也可以让我们感到心情低落萎靡不振，可以让我们心平气和理智地思考，也可以让我们失去控制暴跳如雷……这种给我们带来许多种心境体验、充满各种力量感受的就是情绪。

　　心理学上把人对客观事物的态度体验及相应的行为反应称为情绪。日常生活中我们经常体验和熟悉的七种基本情绪是喜、怒、忧、思、悲、恐、惊。这些情绪就像我们的"保安系统"，最基本的功能是帮助我们趋利避害。例如愤怒、恐惧、惊慌等情绪，虽然听上去比较"负面"，但这是对机体的一种自我保护。比如我们遇到麻烦或被激怒时，就会开启这些自我保护机制：忧虑和恐惧像一种自我提醒信号，告诉我们面对前方的人或事，是该转身离去，还是做好准备去面对；如果有人令我们的自尊心受到伤害，身体就会有愤怒、委屈等情绪感受，提醒我们去寻求缓解的方式；如果我们做错了事，常常会升起内疚和自责情绪感受，驱使我们去纠正自己的行为，为自己的错误做些补偿。总之，情绪没有对错之分，甚至没有好坏之分，负性情绪促使我们躲避危险，正性情绪促使我们抓住机遇。

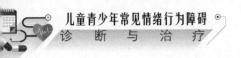

情绪和情感有区别吗

情绪和情感只有一字之差,但两者有紧密的关系,也有明显的差别。首先,两者是交汇融合的。更深层次、稳定的情感,发展于稳定的情绪之上,同时也通过情绪的反应来表达出来,情绪反应和变化的性质和程度,在一定程度上也反映了情感的广度和深度,也就是我们说的情绪变化里饱含着情感的基础。

但两者也有着明显的差异。从需要的角度看,情绪更多的是与人的物质或生理需要相联系的某些态度体验。例如当我们满足了饥渴的需要时,个体会感到饱足,会产生满意和高兴的情绪。但如果个体的生命安全受到威胁时,自然就会产生害怕恐惧,这些都是基本的情绪反应。情感则更多的与人的精神或社会需要相联系,例如责任感、道德感、义务感、爱国情感等,是一种更高级的主观体验,是与社会性的需要相联系的。从发生的时间和反映特点上来看,情绪发生早,情感产生晚。人出生时会有情绪反应,如刚出生的婴儿就有哭、笑等情绪的表现,但没有形成理智感、成就感、道德感等情感反应,因为这些情感反应需要随着个体心智的逐步成熟,并在不断社会化的过程中,才逐渐形成的。从反映特点来看。情绪通常具有情境性、暂时性、表浅性与外显性,如当我们遇到危险时会极度恐惧,但危险过后恐惧就会消失;遇到令人愉悦的事我们就会兴奋,但事情过后这种感受就会逐渐转淡。而情感是相对稳定、持久、深刻和内隐的,例

如,我们对父母、手足、爱人和朋友的深刻情感,常常比情绪更加
稳定和持久。

如何看待负面情绪

　　情绪可以分为 4 种基本的情绪:快乐、愤怒、恐惧和悲哀,似
乎后面 3 种都是"负面"的情绪。但我们带着觉察去仔细体会这
些情绪的时候,就会发现情绪并没有好、坏之分。快乐是个体在
追求目标的过程中,当目标达到时产生的满足体验,使人产生自
由感、超越感、接纳感,是一种具有正性色调的情绪。愤怒、恐惧
和悲哀看起来是属于"负面情绪",但这些情绪里同样包含着许
多重要的信息,比如,由于受到干扰而不能或者无法达到目标
时,个体会产生愤怒的情绪体验。又或者当人们意识到环境中
存在一些充满恶意的因素或者不合理不公平的情景时,常常会
产生愤怒情绪;当我们想要逃避或者企图摆脱一些可能给我们
带来危险的情境,或者我们面对这些情境缺乏能力和应对手段,
可能会出现恐惧的感受;当我们失去亲密的人或者心爱之物,又
或者心愿未能达成、理想破灭,往往会产生悲哀的情绪体验,而
这种个体体验的程度取决于愿望、对象或是心之理想的重要
意义。
　　从上面我们就看到,每一种情绪都是包含了复杂信息的心
理感受,情绪的出现,就好像是一个带着复杂信息的人来给我们
送信,它送给我们一封来自内心的信息。如果我们能及时地收

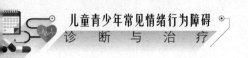

下这封信,打开看看它要说什么,要传递什么信息,然后最好回
应一下这封信,这个过程完整地经过了,我们内心的需求感受得
到了关注和回应,内心便会平静下来。但是如果我们关着门不
接待这个送信人和这封信,它就好像以为你没在家,就一趟趟地
来送,不停地敲门,甚至很大响声地敲门。白天送达不到,那他
就会晚上再来,我们都知道,梦就是反映内心最深处心理活动的
一种现象,包含有很多复杂丰富的信息。越大的情绪特别是负
面情绪,就包含着越多、越重要的信息,如果我们不接受它们、不
去解读它们传递的信息,它就会反复出现提醒我们:听到敲门声
了吗? 看到这封信了吗? 开门来看一看,因为这封信里,包含着
我们内心重要的需求。

负面情绪和不良行为有什么关系

情绪是我们内心活动的抽象符号,这个抽象符号的具体
表达形式,常常是各种外化的行为,例如眉开眼笑、手舞足蹈
表达了我们的喜悦;捶胸顿足、痛哭流涕表达了我们的沮丧或
悲伤。

再以愤怒这种情绪来举例,当我们的自我边界不断地被侵
犯的时候,要做到心平气和是很难的,这种愤怒情绪里,蕴含着
个体的自尊、自重和力量。而力量是促使我们改变、变得更好的
动力。然而很多人会觉得这种情绪令人感到害怕,所以就想去
抗拒。但愤怒只是一种情绪,它和其他所有的情绪一样,都是我

们身心的一部分。之所以愤怒会令人感到害怕,常常是因为表达愤怒的这个人,在愤怒时所表现出来的破坏性的行为和巨大的能量。

　　前面我们说过,情绪没有对错好坏之分,但行为有,比如,有的人愤怒的时候会力量向外,暴力地打人摔物,破坏周围的一切;有的人愤怒的时候,会力量向内,伤害自己发生自伤行为或者在心里反复责备贬损自己;有的人愤怒的时候会怒目圆睁握紧拳头,有的人愤怒的时候会去做一次痛痛快快的运动……所以我们看到,行为常常是我们用来承载情绪和表达情绪的途径,行为是有对错的,最基本的要求是不伤害自己也不伤害他人。承受愤怒的人要学习的,不是躲避或者压抑愤怒的情绪,而是学习找一个合适的行为来表达愤怒,让我们的情绪感受有地方落脚,让自己的内心感受得到回应,也不给周围人带来困扰。

　　由于我们很少去学习识别和觉察情绪,学习如何表达情绪,遇到愤怒这样的负面情绪,你不理会它,它就一直来送信,有时候你会压抑愤怒,但被压抑的愤怒并不会消失,反而是在不断地积累、积少成多直到有一个机会冲破压抑,以强烈的形式爆发出来,愤怒也因此就成了暴力与发泄最常见的代言人,造成无法控制的后果和令人害怕的状况,这种形式正是让人们感到害怕的。所以,我们真正需要去解决的并不是愤怒本身,而是学习在每一次愤怒升起的时候觉察到自己的愤怒(收信)、了解这种愤怒背后要表达的真实内心(读信)、寻找合适的行动或行为方式来处理情绪愤怒(及时回信)。

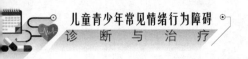

家庭对儿童青少年的情绪健康有什么影响

　　家庭是儿童情绪成长的土壤,当儿童拥有良好的情绪发展沃土时,不仅有利于培养积极的情绪,同时也能自然地习得处理情绪的恰当行为,并发展出良好的个性及人格特征。同样,不良的家庭环境和亲子教养,也容易造成儿童青少年的情绪行为异常。

　　父母的养育和教育方式,自出生起,就开始点滴地影响儿童青少年的自尊自信、自我意识、自我效能感受,以及学业成绩等。在家庭养育和教育中,如果父母能在理解孩子发育特点、个性特点的基础上,给孩子提供温暖、关爱、理解、支持,儿童青少年发生情绪和行为问题相关障碍的可能性就低。反之,如果父母习惯于采用惩罚、拒绝、过度保护、缺乏情感温暖等方式来管教孩子,往往容易给孩子造成较多的心理冲突。例如有研究表明,焦虑障碍的儿童,其父母对儿童的过度控制是促发儿童焦虑的关键因素,父母的过度控制(即便是出于保护孩子不受伤害)往往会在无意中向孩子传达"周围的威胁和危险无处不在"这样的信息,而且过度限制孩子独立探索环境和应对威胁的机会,也损害孩子的自我效能。

　　父母的婚姻关系对儿童情绪发展亦有显著影响。父母离异或婚姻关系不良,常常使子女情感受挫,而且更有研究提示,父母冲突对青少年的影响,远远超过父母离婚对青少年产生的影响。根据心理学中的家庭系统法则,夫妻关系或者夫妻系统,是优先于亲子系统的。稳定的夫妻关系可以避免成人把不良情绪传递给子女。心理学上有个叫"踢猫效应"的说法,说的是这样一个故事:父亲在公司受到了老板的批评,回到家就和妻子吵了一架;愤怒的妻子转身离开时,看到孩子在沙发上跳来跳去,就把孩子训斥了一顿;孩子心里窝火,便一脚将经过身边的小猫踢开了。这个过程清晰地向我们展示了人的负面情绪和糟糕心情,是怎样沿着等级和强弱组成的社会关系链条依次传递的。"踢猫"这个过程就是个体对弱于自己或者等级低于自己的对象传递负情绪而产生的连锁反应,无处发泄的最弱小的那一个体,则成为最终的受害者,而在父母这一天的工作生活中,遇到的那个最弱小、没有抵抗力,而且怎么发泄情绪他都不会离我们而去的人,往往就是家庭中的孩子了。良好的夫妻关系,能让子女更加专注自我的成长与发展,还可以给子女提供亲密关系的示范,让子女拥有对健康情绪的敏感和处理情绪的能力。反之,如果长期生活在充满争吵和怨气的家庭环境中,或者家庭成员之间缺乏支持和鼓励,则儿童和青少年易出现焦虑、抑郁情绪。

父母罹患精神障碍类疾病,也会对儿童的情绪发展产生影响。有心理学家认为,儿童和青少年情绪障碍的表现与成人的精神疾病相似,异名同病。父母患有精神疾病,子女出现各种情绪问题的风险会明显增高,这不仅从遗传因素上增加了子女患情绪障碍的风险性,而且患病父母异常的情绪表达和行为方式也会使子女模仿,表现不良的情绪行为方式甚至产生情绪行为障碍。

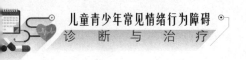

如何改善家庭因素来促进儿童情绪发展

我们已经知道,父母对儿童较多的拒绝、惩罚、过度保护、偏爱和缺少情感温暖等,可能导致儿童产生较多的心理冲突,易引起社会情绪行为问题,改善家庭因素促进儿童情绪健康发展,应注意以下方面。

帮助孩子学会接纳自我。任何人都存在着或大或小、或多或少的缺点,这是再正常不过的现象,更何况是不断学习和发展中的孩子。接纳不足和缺点,并不等于对不足和缺点视而不见,而是在了解和承认不足和缺点的前提下,采取积极行动来弥补短处、克服缺点。因此家长不能只是给孩子挑刺,而是给孩子一个认识自己的角度,通过这个角度既能看到自己的优势,也能看到不足之处,并且在成人帮助下学习如何弥补不足。

帮助孩子学习人际交往而不是过度限制。让孩子认识到在人际交往过程中彼此的权利和责任,要平等对待对方,像尊重自己一样尊重他人。能够与同伴合作,能够与教师和家长沟通、交换意见。同时,在人际交往中不能只考虑自己的需要,还要学习正确的沟通技巧和有效的交往态度。

培养孩子的抗挫折能力而不是过度保护。培养面对困难和不屈服于挫折的能力,对儿童尤为重要。家长要学会的,不是设法减少孩子可能遇到的挫折情境,而是帮助孩子以正确的方式和心态去对待困难和挫折产生时候的情绪,学习应对困难的良好行为。

帮孩子制定切实可行的目标和计划而不是只讲道理。在帮助孩子面对自己的不足时,很多时候我们并不是当事人,仅凭经验就判断孩子的行为常常是不够客观的,所以首先要让孩子充分地发表自己的意见,然后具体、清晰、可行地帮助孩子制定目标和计划,而不是反复说教,缺乏可操作性的行动方案。

儿童的个性特征对情绪健康有哪些影响

除了父母的心理健康、家庭生活环境、父母的生活习惯之外,个人因素对儿童自身心理健康发展有着重要影响,这些主要包括先天性因素例如遗传因素、性格与气质等,也包括后天因素如精神与神经发育水平、身体状况、成长经历、个人能力、外在环境等。

遗传基因、胚胎期大脑发育以及畸变因素等先天因素在很大程度上决定着个体的生物学特性,同时对儿童的心理健康有着直接影响,每个儿童的气质、性格、能力、智商等都与之有密切关系。所以,要尽量避免人为造成的不良遗传因素,通过积极的婚前检查、孕期保健等,避免儿童的先天缺憾。

身体健康是心理健康的基本,从出生开始,孩子就开始受到环境和养育各方面的影响,从而在遗传的基础上形成独特的个体特征。众所周知 WHO 倡导对婴儿实现母乳喂养,这不仅仅是因为母乳安全洁净,其中的抗体有助于预防许多常见的儿童

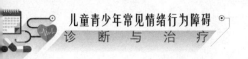

疾病,更是因为在母乳喂养的过程中,婴儿与母亲的亲密接触,有利于培养母子亲情,这种亲子间的亲密接触和互动,是人工喂养很难实现的。良好的营养和亲子互动,才使得母乳喂养的儿童身心都健康发展。

个体的性格、气质与心理行为发展也有密切关系。儿童的性格和气质特点,大多是与生俱来的,也受到后天因素的一定影响。不同性格并无好坏之分:性格内向的孩子不能很快适应外界环境的变化,但可能内敛沉稳;易冲动的孩子很难控制自己的行为,但可能富有激情和创造力;活泼好动的儿童很难集中注意力去长时间地专注某一问题,但可能思维活跃……不同的性格各有优势和劣势,正所谓不同气质不同教养,如果碰到与个性特征不相符的环境或养育方式,可能给身心发展带来阻碍,导致心理失衡而出现心理障碍。这就要求教养者在养育孩子的过程中悉心观察孩子的气质特点,并调整养育行为,使得养育行为能更好地适应儿童的气质,则无论是易激惹,还是胆小、适应不良的儿童都可以变得容易抚育,儿童自身的潜力也更容易自然而然地发挥出来。

儿童青少年的认知特点对情绪健康有什么影响

认知是指人认识客观事物、反映客观事物的特性与联系、揭露客观事物对人的意义和作用的心理活动。认知过程就是信息的获得、存储、转换、提取和使用的过程。人类个体的认知因素涉及的范围极广,主要有感知、注意、记忆、想象、思维、言语等。

情绪和认知虽然都是独立的心理过程,有自己的发生机制和变化规律,但是两者有密切的联系。情绪对认知活动具有组织的作用。每个个体都具有各种认知因素,这些因素自身的发展和认知因素之间的关系,可能是协调的也可能是不协调的。一旦某一认知因素发展不正常或某几种认知因素之间的关系失调,就会产生认知矛盾和冲突,进而使人感到焦虑、烦躁、紧张,于是想极力减轻或消除。认知失调程度越严重,则个体期望减轻或消除失调、维持平衡的动机也越强烈。如果这种需要和动机长时间得不到满足,则可能产生心理偏差或心理障碍。

认知水平对儿童青少年情绪障碍存在显著影响,负性的认知与情感痛苦经验常常是相关联的。儿童青少年在成长过程中,对自我及外界环境的认识和评价逐渐形成,但仍处于粗浅的表层,外在事件或父母老师的行为,可能并不能直接影响儿童和青少年的情绪,而是首先影响了他们的认知。焦虑障碍的儿童和青少年,往往对不确定的情景存在认知偏差,他们容易过高地估计危险的程度,而过低地估计自己应对危险并解决问题的能力。这种对外界环境的信息加工处理的偏差和消极的归因方式,常形成负性的自动思维,久而久之导致个体的自我评价低,并容易因此产生焦虑、抑郁等负性情绪,长期得不到调整便成为情绪障碍。

负性生活事件对儿童情绪健康有什么影响

有研究者分析了儿童青少年情绪行为问题与生活事件(如

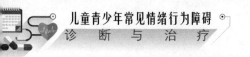

遭受到歧视或霸凌、意外生活事件等)的相关性发现,儿童青少年的情绪行为问题常常与负性生活事件密切相关,例如青少年时期的创伤与自伤行为有关,而受到批评处分、转学休学等,常常是青少年情绪和行为问题的诱发因素之一。

负性生活事件会影响儿童青少年的人际关系,减弱儿童应对学习压力的能力,造成情绪行为问题。如果个体的日常生活中出现了某些负性生活事件,个体可能会应激性地出现负性的情绪反应,若情绪波动的强度超出了个体自我调节的能力,就容易陷入持续的负性情绪体验之中,这种体验可能会驱使个体出现情绪化的、冲动的行为。负性生活事件还会让个体感到挫败,感到自己的安全幸福或个人利益受到威胁和损害,并逐渐发展出反应性的攻击来保护自己免受伤害,这种情况会让个体对内部和外部的评价都变得消极负面,继发焦虑抑郁等负面的情绪。

负性生活事件尤其是应激事件,还可能是造成成年期情绪乃至人格障碍的不良因素。童年期创伤(父母离异、亲人意外离世、虐待和忽视)是儿童成长过程中的重要负性生活事件,也是广受关注的边缘型人格障碍的心理成因。有研究者发现,在具有边缘型人格障碍的患儿中,92%报告在18岁之前受到忽视,91%报告在18岁之前受到了虐待。虽然现有的心理学研究不能完全解释早期创伤和边缘型人格障碍是否具有直接因果关系,但是从两者的高相关以及大量患儿在接受治疗时所呈现的材料来看,创伤确实是精神障碍的某些心理因素。

但也要说明的是,并非所有的应激事件都会造成个体的情绪行为障碍,因为人类自身的心理弹性可以克服生活的大多数困难。就好像一次传染病流行中,一些个体会感染患病,一些个体却能依靠良好的免疫力而不受影响。心理也有免疫力,常见的负性生活事件如学业受挫、同辈排挤、社交压力等在心理健康水平高或者说心理免疫能力强的个体身上,可能只带来一过性的情绪困扰,这些孩子被应激触发的情绪容易得到有效回应和处理。但对于长期处在不和谐的家庭或亲子关系模式里的青少年,缺乏有效资源,就容易在应激事件中体验到更强烈的不安或挫败,当被应激触发的情绪难以得到有效回应或处理时,冲突循环模式就开始形成,情绪障碍也往往随之而来。

学校环境对儿童的情绪有什么影响

　　生态系统理论认为,个体发展的影响因素被划分为多级环境系统,微系统是直接与个体联系的环境,一般包括家庭、学校、生活所在社区。学校是儿童青少年活动的主要场所,是青少年成长过程中的另外一个重要的微系统,在学校这一微系统中,大部分孩子会度过自己生命中的儿童期和青少年期。当学校是一个积极融洽的环境时,有利于儿童积极情绪的培养、健全人格的发展、社会适应性发展。而不良学校环境往往会造成儿童情绪不良的因果循环,例如在学校环境中,同学的疏远或捉弄乃至霸凌,常常会加重情绪问题儿童的消极情绪和行为的发展;学习课程内容不适合学生的能力与兴趣,可能导致学生在学业上的挫折感和失败感;如果老师的教学方式不适合一些学生,易使学生

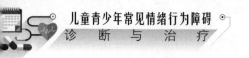
失去对学习的兴趣和信心;同时学习压力或考试与竞争压力过大,都容易导致儿童焦虑等情绪的发生。

　　前面说过,家庭环境不良是儿童情绪行为障碍的重要成因之一,由于缺乏安全感和归属感,儿童的情绪经常处于不稳定状态,且识别和调整自身情绪的能力较低。这样的孩子,好像一个内部压力较高、且不稳定的"气球",很容易被周围环境或者人际关系激怒而又无法及时平衡。如果学校环境缺乏理解性、支持性,"气球"从家庭环境来到学校环境下,经学业压力、不良同伴社交等的作用,内部压力继续升高,此类儿童就很容易对学校的集体生活感到抵触,难以呈现良好的学业成绩和在校行为。而学校表现不良,又常常是教师反馈给这些孩子家长的主要信息——在学校充满压力的"气球",回到家没能被有效减压,反而再度增加了内部压力。不良家庭环境和不良学校环境相互影响,使情绪障碍儿童的情绪和行为,不断处于负性的循环中。

儿童情绪行为障碍的常见治疗方法有哪些

　　儿童青少年期的情绪障碍与儿童发育和所处的环境有密切关系,已知遗传因素、家庭教养环境不良、应激因素、教育不当等容易导致儿童青少年出现焦虑、紧张、恐惧或害羞等情绪障碍。但由于发展的可塑性,尽早针对不同的症状和诱因,采取不同的治疗方法,各类型儿童青少年情绪行为障碍常常可以收到很好的干预或治疗效果。在开展干预治疗中,首要的是帮助儿童青少年消除影响发展的各种不利因素,例如对有焦虑倾向的父母,要将家庭一并纳入儿童情绪行为干预的框架中来,学习如何识别与消除不良影响因素,正所谓"不制造问题就不需要解决问题"。

儿童青少年的心理治疗是最常应用于儿童情绪行为障碍的方法。常用的方法包括认知行为治疗、行为治疗、家庭治疗、药物治疗、松弛疗法及生物反馈治疗等。认知行为治疗(Cognitive Behavior Therapy, CBT)目前也被认为是儿童情绪行为障碍如焦虑障碍、抑郁障碍等较为有效的治疗手段。该方法包含多种具体的治疗方法,诸如理性情绪行为疗法、问题解决训练、认知治疗、接纳承诺疗法、辩证行为治疗以及以正念为基础的认知治疗。虽然这些治疗方法所强调的认知和行为原则与技术各有不同,但是都重在用适应性的行为、情绪和认知,来取代不适应的行为、情绪和认知。实施认知行为治疗时,往往先是对患儿的背景情况进行详细的了解,如患儿的生长环境、家庭及学校中的情况等,其次对患儿目前的情绪以及行为等情况进行评估,之后通过指导、行为示范、布置家庭作业等方式帮助患儿识别自身有问题的认知模式,并在日常生活中广泛使用新的认知模式,对患儿积极的行为给予鼓励等强化,促使患儿情绪及行为的改善。认知行为治疗不仅包括对患儿进行有关的治疗训练,还包括对家长进行有关的行为训练,对学校有关人员进行协调等,三方面结合得越紧密,越有助于患儿的治疗取得积极效果。

家庭是儿童生活的主要环境,自出生起,家庭因素就在影响着儿童的身心发展,因此儿童青少年治疗中另一常用的方法就是家庭治疗,它最大的特点在于从家庭这样一个系统来看问题,

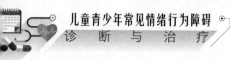

治疗针对的对象是整个家庭成员及他们之间的界限与互动。通过对家庭系统内的界限、成员间的关系、各成员互动的情况等，来考察来发现不良家庭功能，然后重构家庭内部的动力结构，矫正不良的家庭功能，达到家庭系统功能和儿童个体行为的共同改善。例如，同样是治疗一个孩子的厌食行为，传统心理治疗侧重于关注问题儿童的异常行为或者当前的内部体验，而结构式家庭治疗侧重于家庭的结构问题与儿童的不良行为的关系，在治疗中针对整个家庭的结构和功能，家庭成员几乎都要参与治疗之中。当家长能够紧密地投入治疗中时，不但能鼓励患儿参与每次治疗，也能帮助患儿在家里执行所期望的行为，从而能够进一步提高治疗效果。

对低年龄儿童，多采用游戏治疗方法，由于这些孩子语言表达和理解能力尚不成熟，用恰当语言来表达情绪和感受有困难，非语言媒介如画图、沙盘等手段的优势就比较明显了，有助于治疗师开展心理健康干预或治疗，且通常效果良好。药物也是治疗儿童情绪障碍的重要手段，通常需要精神专科医师基于完整的生理、心理评估后开具处方。而且要强调的是，儿童青少年情绪障碍治疗方案中，药物治疗往往是方案中的一部分，家庭功能调试、其他心理治疗都是重要的治疗手段。

如何帮助孩子管理情绪

儿童的成长过程中，总会经历各种各样的生活事件，当遇到不如自己心意的事情时,学龄前儿童可能会出现焦虑、悲观、对自己不满意、孤独等负性情绪,但他们常常不知道如何表达和管理自己的情绪,就容易出现发脾气、急躁、破坏性行为等表现。孩子的这些情绪表达与控制问题,常常让家长头痛不已,不知道怎么办才好。

情绪是个体对外部或内部刺激的主观体验,每个人都会有,情绪是自然发生的,但用来表达情绪的行为,常常是后天习得的。如果儿童成长于情绪功能良好的家庭中,往往会从家长的身上,自然地习得合适的情绪表达和行为管理方式,就能在与人互动过程中更好地提供和接受反馈,心理健康成长,这就是"身教胜于言传"的道理;反之,如果儿童得不到正确的示范或引导,便容易在情绪表达、行为管理、人际交往等方面受挫。

家长们可以通过日常活动,榜样示范,做游戏,讲解学习等方式促进孩子情绪管理能力的发展。首先是练习情绪的识别,父母可以在网络上或者一些专门介绍儿童情绪学习的书籍中,找到情绪图片卡,帮助孩子来学习和识别情绪(高兴、生气、愤怒、伤心、害怕、害羞、失望等)、不同情绪下人的面部表情、身体动作等,也可以通过情绪图片帮助孩子去具体地体会特定情境中的情绪感受,强化孩子的情绪理解和识别能力。在了解和识别的基础上,鼓励孩子用语言来表达自己的情绪,说出自己的感受,例如"我很开心、伤心、愤怒"。学会表达因果关系和自己的期待,"我很生气,因为……我希望……"等。

我们很难控制负面情绪是否发生、何时发生,但我们完全可以学会用正确积极的行为来管理这些令人难受的情绪。教

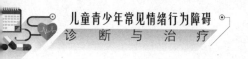

孩子学会一些放松技巧比如深呼吸、肌肉放松等,让他们有更多的方法来管理自己的情绪,让自己更好地放松下来。学会转移注意力也是有效方式之一,例如,通过绘画、听音乐、做运动、玩游戏、看故事书等,转移自己的注意力,缓解紧张情绪,获得愉悦感。此外,也可以帮助孩子学会积极的自我鼓励和自我暗示,例如对自己说:"没关系""勇敢点""我很棒""一切都会好起来的"……发展亲社会行为也很有帮助,例如教会孩子如何分担别人的悲伤、害怕,如何帮助别人、与别人合作,如何与别人分享,如何在公众场合表现得更有礼貌等。如果孩子的情绪反应过于强烈,以上方法都不能有效地缓解,则需要到专业机构寻求帮助。

与孩子的共情式沟通为何很重要

我们可能或多或少都听说过"共情"这个词,那么什么是共情呢? 我们日常生活中,常常会听到类似这样的对话:孩子考了一个很好的分数高高兴兴地展示给妈妈看,父母却说:"有什么好开心的,人家××考了满分也没像你这么高兴。"又或者在游乐场看到这样的场景:孩子被小朋友欺负,委屈地哭着去找爸爸,爸爸又急又气地说,"哭什么哭就知道哭,别人打你干吗不会打回去?!"现在,从孩子的角度来看看他们当时的感受,以及父母的回应之后他们可能有什么感受,是真的变得"低调谦虚""坚强勇敢"了,还是更加愤怒、委屈、伤心、难过……

情绪是河流,强烈的情绪就像一波一波的洪水。当孩子的情绪之河中涌起洪水时,家长如果不正面应对,而是想办法去堵住它(让伤心难过的孩子不许哭),那洪水不会凭空消失,只会不断积累,最终洪水会决堤,令孩子出现情绪障碍。之所以出现焦虑、抑郁障碍并因此而影响各方面功能,常常就是因为情绪一直被堵着,这些始终无法被看到和被诉说的情绪,会通过身体"说话",孩子所表现出来的各种身心障碍和功能的受损甚至自伤自杀,就是异常方式表达的情绪。

对父母自身而言,情绪只堵不疏也同样会带来不良后果。父母都有陪孩子写作业的经历,当孩子总是做错题或者粗心马虎的时候,很多父母第一感受可能是愤怒焦躁,但又觉得"愤怒焦躁是不好的,不能对孩子生气",于是开始压抑,结果就是越来越愤怒,直到最后爆发,把孩子痛骂甚至痛打一顿。这就是我们不接纳自己情绪而导致的情绪激荡。

治水,堵不如疏。面对孩子的情绪,家长也应当看见、接纳和疏导孩子的情绪,最好的方式就是共情。简单来说,共情就是理解另一个人的经历,就好像你是那个人一般。每个人都具有共情的能力,这就是为什么我们看到灾难中的同胞会感到悲伤难过、和他们产生情感共鸣。对于孩子而言,共情是安抚孩子情绪,提升孩子情商的重要途径,如果父母从小就能体会、理解、接纳孩子的情绪,这不仅给孩子做了良好的情绪示范,让孩子知道:我产生愤怒、悲伤、焦虑、抑郁都是可以的,这些情绪虽然不好受,但是它们是我们的一部分,是可以和我们共存的,更有助于孩子在面对负面情绪时,积极坦然地去化解,而不是拼命去压抑或者否认。孩子的情绪只有被家长看见和接纳了，孩子才会接纳自己的情绪，减少情绪困扰。

如何与孩子做共情式的沟通

共情式沟通，并非能迅速培养的，自幼就能被共情式对待的人，会自然习得并运用这种能力，但若是不幸在成长过程中从未体验过被共情，那就需要家长在共情式沟通上做刻意练习。虽然父母没有接受过心理方面的专业训练，但又需要去安抚孩子情绪时，可以学着使用"共情话术"，只要多加注意并勤加练习，家长很快就能够学会，并且看到效果。

共情式的沟通包括 3 个部分：描述感受（表达观察或理解到的孩子的情绪、思维）；表达理解（即表达对造成孩子情绪的事件或问题的本质的理解）；给予指导（给予孩子切实可行的行为指导，并听取孩子的反馈）。这 3 个部分是层层递进的，表达感受是基础，也是最重要的部分。充分理解了孩子的感受并表达出来回应了孩子，孩子的情绪才能得到安抚，当"情绪不再上头"的时候，孩子才能有个更加理性和冷静的大脑去思考家长的建议。举个例子，孩子放学回来垂头丧气地说："妈妈，爸爸总是强迫我做我不愿意做的事情，我不做他就骂我。"这时有的家长可能会回应：爸爸强迫你做这些事也是为你好啊。或者：你不是小孩子了，可以去跟爸爸说。这些回应里都缺乏共情。不仅不能安抚孩子的情绪，还可能火上浇油激化矛盾，因为第一种回应带着评价并且没有站在孩子这边。第二种虽然听着温和些,但属于建议,且可操作性差(如果孩子可以去跟爸爸说,他肯定早就去做了)。

有共情的回应可以是第一种,表达感受:爸爸总是强迫你做事,你因此而感到愤怒和沮丧。也可以是第二种,表达感受+理解:似乎爸爸没有尊重你的想法啊,因此你感到愤怒和沮丧,你希望爸爸能够尊重你自己的意愿。也可以是第三种,表达感受+理解+指导:你的想法似乎没有得到爸爸的尊重,因此你感到愤怒和沮丧,你希望爸爸尊重你的意愿,其实你可以试试向爸爸说说你的感受和想法。这样的层层递进,让孩子的情绪被看见、被接纳,然后设身处地地站在孩子的角度去帮他想办法,即使建议可能没有用,但此刻孩子的感受也会好很多。

但是要强调的是,共情话术之所以称之为"话术",是因为它只包含了共情的"皮毛",没有共情的"内涵"。真正的共情是"体验他人的内心世界、用我的脚穿你的鞋",家长只有"完全站到孩子的角度",才可能体会到孩子正在经历什么,并理解孩子为什么有这样那样的情绪体验和行为表现。如果家长只关注"话术",并不是真正地体验和理解孩子的情绪感受,只使用话术而忽视了修炼真正的"共情",那孩子迟早会发现家长话语的"虚伪"和内心指责、嫌弃、厌烦的真实感受,因为孩子对家长的一切都敏感——不只是语言,更是语音、语调、表情、肢体语言等非语言信息——当家长内外不一致时,孩子总能敏锐地觉察到家长内心真实的想法和感受,因此最终失去对家长的信任。

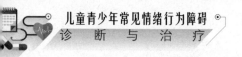

与孩子的共情式沟通还要注意什么

在和孩子的沟通中,共情话术只是语言层面上的一些技巧,此外,父母还可以从以下方面来加强与孩子的共情式沟通,并增强孩子对自己情绪的觉察能力,让孩子精准地了解自己在经历什么情绪,内在外在有什么反应,如何理解和应对这种情绪,这对孩子的情绪成长和成熟至关重要。因为我们常说要管理好情绪,这其中的第一步就是觉察情绪。

重视对孩子非言语信息的反馈。非言语信息指在沟通中不经由语言传达的全部信息,包括表情、语音、语调、语速、身体动作等。非言语信息是情绪表达的重要部分,也是我们觉察和反馈孩子情绪的重要线索。日常生活中家长可以持续地练习观察孩子的表情、动作,对孩子语音语调的变化保持敏感,然后用精准的语言将这些信息反馈给孩子。比如,孩子口中虽然说:"我今天在学校挺好的。"但家长看到和反馈的可能是:"嗯,但我看到你的表情有点沮丧,听你说话的语气也很低落,感觉你今天可能有不好的经历,能和我说说吗?"这样回应后,孩子可能会更坦然地去面对自己的挫败和沮丧情绪,并且打开心扉和家长沟通。

对更深层次情感的反馈。这需要家长有敏锐的情绪觉察能力,能够看到表面情绪之下的核心情绪。比如孩子说:"气死我了! 小明的杯子不是我弄丢的,但老师根本不听我解释。"家长更深入的反馈可能是："你被老师批评了,我能感受到你的愤怒。同时,我从你的话中还感受到委屈,认为老师不相信你,这让你很受伤。"这样回应后,孩子就会渐渐意识到自己真正想要的,其实是老师的理解和信任。

具象化孩子的情绪。孩子的思维发展是从具象向抽象发展的过程,对于年龄小的孩子,用具象的画面替代抽象的道理,能帮助孩子更清楚地理解自己正在经历着什么。而且将抽象的情绪具象化的过程,有助于调动孩子的右脑,激活更多的资源来帮助孩子处理情绪。比如孩子说:妈妈我觉得心里好难受。家长可以试着反馈:你是不是感觉有一块石头压在身上让你很累很痛,还喘不上气来?那我们来看看这石头是怎么来的,然后再想办法把它弄走吧。又比如,孩子只是撇嘴,不说话。家长可以反馈:"看到你现在的状态,我想象到的是你被老师和同学围在中间,他们都在说着你的不是。你想解释但又觉得自己什么都说不了也做不了,所以你很无助,也很愤怒。"这样的回应,往往会让孩子感受到被人理解,并因此和父母建立起更稳固的情感连结。

适当的自我暴露有助于孩子对自己情绪的理解和接纳。家长是孩子的第一任也是最重要的老师,而孩子天生就对家长的一切都非常好奇。如果在沟通时,家长能够表露自己和孩子相似的经历,来表达你对他处境和感受的理解,孩子会感觉家长真正理解自己,并且站在自己这一边。更重要的是,通过自我暴露,家长还可以婉转地将自己的经验和智慧传递给孩子,让孩子知道这些情绪是正常的,是可以被成功应对的。比如孩子说:

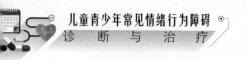

"这次考试我真的已经很努力了,每天都在复习,但还是考砸了,我真的很难过。"家长可以试着反馈:"爸爸像你这么大的时候也考砸过,我当时真的是失望难过了好几天,感觉费了好大劲才走出来。我记得当时是这样做的……"

面对坏情绪里的孩子父母可以怎么做

所有的孩子,即使再幸运,都会或多或少遭受情感创伤。在家里、学校、其他社交场合……孩子不免会经历失落、沮丧、失败,以及来自同龄人的批评、反对和排挤。所有的孩子都曾感受过气馁、孤独甚至没人爱的感觉。

一位三年级的小男孩,在被老师投诉与同学起了肢体冲突后,被妈妈带着来到了心理门诊。妈妈说起孩子日常的表现,非常的焦虑和激动,说孩子总喜欢用动手来"解决问题"。而问及为何要动手来解决问题,小男孩回答:"同学认为我学习不好,不想跟我一起玩,拿我的作业本乱丢……"且不说孩子学习不好、与同学沟通方式不当背后的原因是什么,单从低着头的小男孩,慢慢说起被同学孤立的那一刻想来,便感受到他的无助和窘迫。每个孩子都曾经历伤痛,每一次伤痛都会激起孩子的自我保护行为——抗议、报复、放弃……孩子用各种方式,给自己穿上更加坚硬的保护壳。

心理状态健康的孩子的确可以恢复过来。然而,大多数孩子难以在短时间内找回状态,也缺乏处理各种情绪的能力。当无力而痛苦的感觉长时间淹没孩子,渐渐地,失落反抗的情绪占了主导,亲子交流逐渐陷入恶性循环——来自外部的批评和惩罚让孩子变得更加愤怒、委屈,不断激起他们的反抗和自我保护,或者让孩子变得沉默、自暴自弃,这又会招致更多的批评,孩子变得更加叛逆、更加自弃。帮孩子厘清生活中健康和不健康的事情,帮孩子找回状态,获得良好的情绪,父母可以做些什么呢?

给予积极的期待。儿童时期以及终生的心理健康都取决于我们是否能够保持积极的情绪(特别是积极的期待)。对生活和未来抱有积极的期待,能让孩子沿着路走下去,帮助孩子和成人在当下做出正确的决定,并坚持努力。

学会倾听。很多父母都听说过与孩子"沟通"的策略,但常常忘记的是,耐心的倾听,始终是让孩子向你敞开心扉的一把"金钥匙"。在一天工作结束后回到家面对孩子时,没有任何育儿技巧,能比得过耐心的倾听(耐心的倾听,是来自你稳定的肢体语言、全神贯注的眼神、平和的气息、轻缓的语调)。当你放下各种急迫地想给予建议、给出评价的念头时,当你耐心而全神贯注地听着孩子的述说时,这种倾听,会让孩子感受到积极关注,更能帮你听懂孩子语言背后的情绪,乃至心理创伤。

看到并修复情绪的创伤。心理创伤在很多方面类似于身体的创伤。与身体创伤一样,心理创伤带来的疼痛、伤口的红肿发炎,会让我们本能地退缩,所以心理受伤时,儿童会表现出反抗和放弃的情绪。遗憾的是,心理创伤并不像身体创伤那样能被我们及时看到并处理,倘若置之不理,心理的伤口会逐渐扩大。

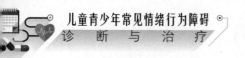

在创伤弥合之前,孩子不愿再寻求挑战或冒险。

作为父母必须完成的一项任务,就是在孩子的生活中不断给予情感上的支持,在人生的各个阶段,他们都需要这种支持。他们开心时分享他们的开心;他们着急、沮丧、失落时,表达我们的理解并给予安慰。很多时候,简单地告诉孩子:我们理解他们的失落(或沮丧、委屈、无助……),就足够了。这样的倾听和共情,会真正让孩子的情绪找到支点。然后让孩子知道,你明白他们的感受——因为你也曾经历过这种感受。再跟他聊聊你经历的失落和沮丧,谈谈你是如何处理应对的。

为何男孩比女孩管教起来更"费心伤神"

常常听到有妈妈,尤其是学龄前的男孩妈妈,反映自己日常教养儿子时,遇到孩子"调皮捣蛋、不听话"的时候,说多少遍都没用,常常要靠"吼",好好和他说道理、对他温柔、客气都不管用,弄得自己火气噌噌地往上冒。妈妈们觉得苦恼:为何不听话的男孩总比女孩多,不守规矩的男孩总比女孩多,搞破坏的男孩总比女孩多? 这是男孩的共性特征使然,还是因为自己教养的问题呢? 答案是,男孩子和女孩子常常显得不太一样,这是有性别差异的共性因素;当然也有父母教养中的个性化原因。尊重规律,合理引导是解决之道。

首先说说共性(请注意这些比较是从性别角度所做的粗略对比,不能绝对化地用于比较儿童的个体)。男孩和女孩是截然不同的两种性别,因此而带来的差异,不只是生理的,还有与之相关的情绪、行为、心理等多方面的。例如,与女孩的大脑相比,男孩的大脑发展,更多地依赖于空间机械刺激,这意味着男孩喜欢通过"动手动脚"来获得早期知识和经验,所以单纯的语言刺激和正襟危坐,对男孩来说可能意味着"一种折磨"。另外,男孩小脑中多巴胺的量相对较大,而小脑控制着"行为"和"身体行动",而与此同时,男孩前额叶发育得相对女孩较晚,因此在情绪和行为控制上,显得更困难一些,所以男孩比女孩更好动和易冲动、爱做一些出格危险的事。再比如,连接人脑左右半球的是胼胝体,这是保证左右大脑互通有无的"光缆"。男孩的胼胝体体积比女孩小,也就是说,其连接左右脑的"光纤"数量低,信号的传输自然少,因此男孩左右脑的交叉信息处理功能弱于女孩,所以我们可能会看到,男孩一次只能做一件事情,多了他就招架不住了。

所以我们看到,男孩和女孩有着许多不同的生理和心理发育特征,这也意味着在男孩成长和养育过程中,父母需要尊重性别差异的规律,但也不要过于强调性别差异。大脑在性别上的诸多差异,都可以通过后天的合理引导来更好地实现平衡与发展,所以父母应当积极调整养育模式。

首先要做的(不只是对男孩)就是不唠叨。男孩时常精力无限,但注意力集中的时间和耐力都有限,当刺激过多、过强或作用时间过长,很容易引起男孩的烦躁或逆反。对于反复唠叨中传递的旧信息,他的敏感性会下降,在听这些话时他也容易变得没有耐心。我们还应知道的是,唠叨的背后,常常裹挟着父母的焦虑、不安等各种负面情绪,所以唠叨所传递的常常是不宽容、责怪、批评,而重要的信息,都被淹没在大人的情绪和重复的话语中了。越是想让孩子坚持的事情,就越不能唠叨,简单清晰地描述你的要求(指令需要具体、清晰、可执行),并注意要求坚定,讲话的态度柔和。你可以从发指令的声音、语调、语气、语速以及其他肢体语言来传递柔和的信息。另外,可以更多地使用"自然的结果"来教育他:比如爬高上架会摔痛,划好了安全范围,孩子再有好动冲动的表现,摔跤了自然知道痛,不用我们说,下一次他也对自己的能力心中有数了。

另外,要允许男孩在合理范围内的好动。好动乃至冲动,并不都是坏事,有时候反而会让孩子产生一些新奇有趣的想法,所以对于限制男孩的探索行为,不是"要"和"不要"的问题,而是一个"程度"的问题。父母提前划出合理的范围,男孩在这个范围内的探索,都是允许的,即兼顾了父母对安全、卫生等的考虑,也满足了男孩的发展需求,而且任何自主探索,都可以促进大脑的发育。

最后,避免总是把男孩与女孩作比较和用"贴标签"的方式来评价孩子。我们知道,父母的言行总是能轻易且持久地影响孩子的行为,孩子的大脑在接受信息时,并不会理智分析,他只是不断强化那些听得多的信息,并将其变成已知的依据来作为评判自己的标准。如果父母总是用"调皮捣蛋""不听话"等标签来评价孩子,那么孩子很可能会朝着那些负面评价的方向发展。

幼儿日常发脾气哭闹时怎么沟通

　　当孩子的需求不能被大人满足,或自己没能力完成一件事时,孩子常会发脾气。首先要说的是,孩子的很多需求,从年龄和认知的发展过程来说,其实是合理的,比如已经会蹦蹦跳跳的孩子,想学刚才看到的小姐姐踩路上的积雨,四溅的水花和姐姐的笑声,让孩子觉得:这可太有趣了！当然要去试试。这种情况下,大人需要创造合适的条件予以满足(例如给孩子穿好雨鞋让他去踩,或是在孩子尽情踩水过后,马上带回家换洗裤子鞋子),不制造问题就不用去解决孩子哭闹的问题啦。

　　然而孩子的一些不合理的需求,父母也是无法满足的,比如天已经很晚了还想再玩、不肯回家。父母坚持让孩子回家,孩子放声大哭不依不饶。其实这也是因为玩得尽兴突然说要回家,难免会有无奈又沮丧的心情。而且在孩子的人生经验中,是曾经有过因哭闹而让大人妥协让步的经验的,所以此时此刻,哭是孩子很正常和自然的反映,父母怎么办呢？

　　父母先调整情绪,理解孩子要放弃玩耍、回家睡觉的无奈和沮丧,然后使用平静的语速、低且温和的语气、温柔的肢体语言与他沟通,但无论如何都坚持你的原则,简而言之:原则坚定、态度温和。

　　一般来说,2岁以下的婴幼儿,我们可采用"自然地转移注意力"的方法,用自然、平静、舒缓的语气,一边跟孩子说话,一边发起一个有趣的游戏,比如一边走一边学袋鼠跳,让孩子一起参与进来,跟着你蹦蹦跳跳地回家……你温和的气场和有趣的活动,能安抚孩子并转移注意力。孩子长大更懂事了,当他发脾气哭闹时,家长可能会试着跟他讲道理,但要知道,发脾气哭闹时候的孩子,就像头上冒着火,即使道理都懂,也很难听进去,还是想哭想闹!这时,孩子困在自己的情绪里,需要帮助。

家长先平静温和地来帮孩子处理情绪。感觉一下孩子发脾气这个行为背后,是怎样的情绪:无奈?愤怒?伤心?挫败?失望?……用你的感受帮孩子来说一说。这不仅是在向孩子传递你的理解支持,更在帮孩子学习管理情绪的第一步——识别情绪。当孩子感到了父母的理解与支持,头上的火苗渐渐熄灭,那些原本就懂的道理,会开始发挥作用。然后,不要持续地阐述道理,也不要只跟孩子说"不能做什么",而是直截了当地提供解决方案,告诉孩子可以做什么!

例如前面的例子,一边温和地拉着哭泣的孩子往家走,充分理解他的感受、帮孩子表达情绪。不讲太多道理如"哭也解决不了问题、你长大了该懂事了……",而是直接提出一些吸引孩子回家的方案:你想回家洗个有很多泡泡的澡?还是想先和我一起看昨天那本有趣的书?这整个过程中,我们遵循着"充分理解并看到孩子的情绪,重点提出缓解情绪的方案"这样的做法,大多数时候,孩子愿意接受父母的沟通。但不要忘记了,提出的方案,一定是能做到的方案!最后,大多数父母都知道孩子常在什么时候会发脾气,采取预防措施是最聪明的办法。

注意缺陷多动障碍

什么是注意缺陷多动障碍(ADHD)

点点是个活泼好动的小男孩,已经上一年级了,但自从开学后,老师就经常跟父母反馈:点点在课堂上总是坐不住,玩尺子、抠橡皮等持续不断的小动作都不算什么,他还经常在上课时候打扰周围同学,甚至在课堂上站起来随意走动。如果老师罚他站,他还会把旁边墙壁上的板报抠得乱七八糟。课间行为就更别提了,让人感觉真是一刻都停不下来,总是给同学和老师带来麻烦。虽然老师不断地在引导,但几个月来,点点的这种情况没有丝毫好转,作业和自己的文具总是丢三落四,在家写作业那更是一场艰苦战斗,如果大人不监督提醒,他就拖拖拉拉的几乎无法独自完成功课。老师觉得点点的问题影响到了上课效率、和同学的正常交往以及自己的学习,督促父母带点点去医院评估一下。医生评估分析了点点的各种表现并结合了各项检查,诊断点点患了"注意缺陷多动障碍",也就是我们俗称的"多动症"。

注意缺陷多动障碍(attention deficit hyperactivity disorder, ADHD)是常见的一种慢性神经发育障碍,起病于童年期,影响可延续至成年,其主要特征是与发育水平不相称的注意缺陷和(或)多动冲动。根据不同的诊断标准,ADHD患病率也不相同。

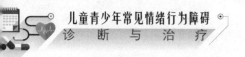

2011年11月美国儿科学会发表了《儿童青少年ADHD诊断、评估和治疗的临床实践指南》，对2000年的指南作了修正，年龄范围从原来的6～12岁，到现在的4～18岁，这些都会导致ADHD患病率调查结果的不同。2020年我国发布的注意缺陷多动障碍早期识别、规范诊断和治疗的儿科专家共识中指出，全球儿童ADHD发病率约为7.2％，60％～80％可持续至青少年期；也有另外的研究报道，按照DSM-V诊断标准学龄儿童ADHD患病率为3％～5％，国内报道ADHD患病率为4.31％～5.83％，男女发病之比为4∶1～9∶1。粗略估计，我国有1 461万～1 979万ADHD患儿。

　　ADHD是疾病，需要的是治疗而非管教。然而很多家长乃至老师却不了解这种疾病，遇到点点这样的情况，就认为孩子就是"顽皮""不听话""缺乏上进心"等，往往对孩子进行打骂教育，或者简单地认为"长大懂事了就好了"从而任由情况继续发展。殊不知，责备打骂对儿童任何疾病的康复都无益，还会损伤孩子的自尊心和安全感，而疾病始终得不到正确的干预治疗，持续发展下去会影响孩子日后的各项功能。研究发现不经治疗的多动症儿童，60％～80％可持续至青少年期，50.9％持续为成人ADHD。因此，如果孩子出现与其发育水平不相适应的注意缺陷、活动过度，同时伴有学习或社交等单一或多个功能损害，父母应及时带其到专科医院进行评估和诊断。一旦诊断为ADHD父母应做的不是严厉管教，而是配合医生开展规范的治疗，投入时间和精力来帮助孩子一起战胜疾病的影响。

ADHD 的发生有遗传和生物学因素吗

2013 年美国精神障碍诊断与统计分册在研究和表述 ADHD 分类时,将其归类为神经障碍类,这也充分反映了 ADHD 发病的原因与脑发育有着直接关系。目前一般认为 ADHD 是由遗传、生物学因素、心理因素及社会因素导致的。

遗传是 ADHD 十分重要的致病原因,可能是通过多基因遗传方式得以实现。家系研究发现,患 ADHD 的父母会使其孩子患病的概率增加 2～8 倍。国内研究显示 ADHD 患者的一级亲属出现注意功能损害的现象更普遍。国外几项较大的双胞胎试验研究也提供了相应证据:同卵双胞胎中患 ADHD 的一致率通常高于 65%,而在异卵双胞胎中低于 40%,进一步支持了 ADHD 与遗传相关的看法,因为无论同卵或异卵双胞胎,他们的生活环境几乎相同,若导致行为障碍的主要原因是环境因素,则无论同卵还是异卵双胞胎,患病应当无明显差别。近年来,神经发育相关基因与 ADHD 的关联研究受到研究者们的重视,研究热点集中于多巴胺系统、去甲肾上腺素系统、5-羟色胺系统的受体基因/转运基因,以及这些基因在 ADHD 儿童认知调节和运动通路上信号传导的作用。一些神经递质的研究也是 ADHD 病因研究的重点。例如病理生理学基础上研究发现,儿茶酚胺和 5-羟色胺的神经递质代谢通路障碍与 ADHD 关系密切。

除了遗传因素外,脑神经功能障碍以及脑发育异常也能造

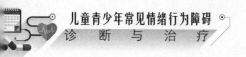

成 ADHD 患病率提高。影像学研究发现：ADHD 儿童的脑激活模式与低年龄儿童脑激活状态类似，呈现不成熟状态。有学者使用 fMRI 研究发现，在执行一些认知任务时，ADHD 儿童前额叶皮质、额叶—纹状体、前扣带回等脑区的激活水平低下，部分患儿的右侧额叶区以及左侧尾状核的体积比正常儿童明显偏小，因此有学者提出 ADHD 儿童产生的认知缺陷和认知障碍，可能与其大脑的右半球发育不完全有关。此外，脑电图的检查也发现 ADHD 儿童的部分脑电波变化与疾病相关。

执行功能抑制也是 ADHD 儿童疾病的重要因素之一。执行功能是指独立的个体在完成一项特定的目标时，会通过大脑多种认知的共同加工和协调，实现高级的认知能力协同操作，最终以灵活优化的方式来实现目标。而 ADHD 导致个体执行功能在激活、集中、努力、情感、记忆和行为等多个方面出现问题，这些不同层面的执行功能相互关联且都具有重要意义和作用，某一层面出现问题，就可能导致注意力低下、多动或冲动障碍等行为表现。

ADHD 的发生有环境因素吗

许多环境因素与 ADHD 的发生存在关联。孕期、围生期因素如母亲孕期吸烟是最常见的 ADHD 危险因素。母孕期吸烟越多，其后代患 ADHD 的风险越大。同样，母孕期应激也是后代患 ADHD 的风险因素之一。ADHD 发病并非直接与孕期吸烟、应激关联,而是混杂了其他遗传因素或家庭层面的因素形成。环境毒素、农业和工业有毒物如有机磷盐、铅暴露等也被认为与 ADHD 发病有关。

社会心理理论强调了家庭系统或者更为广泛的社会背景对 ADHD 形成和发展的作用。就家庭环境和教养来看,研究发现,家长自身的心理问题、婚姻关系不和谐、童年期过分严格的管教、儿童期和青少年期的强制性亲子关系都与 ADHD 有关。就较为广泛的社会体系而言,较低的社会经济地位、伙伴关系问题、师生关系等因素与 ADHD 密切相关。

研究者提出了具有 ADHD 高危环境因素的儿童包括:母亲孕期和围生期直接和间接吸烟、饮酒、感染、中毒、营养不良、服药、产前应激,胎儿宫内窘迫、出生时脑损伤、出生窒息、低出生体重;铅暴露、双酚 A 等环境暴露的儿童;长期摄入加工肉类、披萨、零食、动物脂肪、氢化脂肪和盐等;父母关系不良、父母情绪不稳及教育方式不当(如消极、挑剔和严厉)等。

ADHD 儿童都有哪些常见表现

注意力缺陷、多动或过度活动、冲动是 ADHD 的核心症状。根据症状维度将 ADHD 分为 3 个类型,注意缺陷为主型、多动冲动为主型、混合型。注意缺陷为主型主要表现为难以保持注意集中、容易分心、做事有始无终、日常生活杂乱无章等;多动冲动为主型主要表现为过度活动、喧闹和急躁;混合型则是注意缺陷症状及多动冲动症状均较突出,并不是所有患 ADHD 的儿童都会表现出所有的症状,有些儿童主要表现为注意缺陷但多动症状并不明显,有些主要表现为多动/冲动,也有的儿童会三种症状都会表现出来。

注意力缺陷方面,ADHD 儿童的主要表现是无意注意占优势,有意注意减弱。由于这些孩子对感兴趣的游戏、电视节目等能全神贯注或注意力相对集中,因此常被家长误以为注意力没有问题。有意注意减弱是指 ADHD 儿童对来自各方的刺激几乎都起反应,不能滤过无关刺激。正常儿童的有意注意维持时间为:5~6 岁维持 10~15 分钟,7~10 岁维持 15~20 分钟。但 ADHD 儿童注意力集中的时间短暂、注意强度弱、注意范围狭窄、不善于分配注意。这使得他们在上课时常思想开小差,就像"白日做梦",对老师的提问茫然不知;做作业易受外界刺激而分心,外面一点风吹草动都会将他们的注意力吸引走;自己的文具物品等经常丢三落四;作业、考试容易漏题、马虎粗心、易犯低级错误,生活中也经常是做事拖沓、没有计划性,难以善始善终。

多动或过度活动是 ADHD 儿童的另一重要症状。表现为与年龄不相称的多动、活动过度,包括躯体活动、手脚的活动、言语活动都明显增多,而且多动的特点是不分场合、无目的性,在静止性游戏中表现得尤为明显。活动过度大多开始于幼儿早期,表现为手脚动个不停,难有安静时刻,在幼儿园不守纪律,难以安静地做事,难以安静地玩耍或排队,喜欢随意走动和吵闹捣乱。进入小学后因受到各种限制,表现得更为显著:课堂上小动作不停,在椅子上坐立不宁,动作杂乱无章,常常玩弄尺子、橡皮、铅笔、书包等,或者与前后、左右的同学说话;另一个表现是话多,与人谈话交流或回答问题时无法耐心倾听,常常会不分场合地插话或随意地打断别人的谈话。

冲动。ADHD 儿童易兴奋也容易冲动,常常对一些刺激反应过度,因一点小事而不耐烦、发脾气或哭闹,甚至出现反抗和攻击性行为。日常行为表现往往不分场合、不计后果。比如在与同伴交往中,常常不遵守游戏规则,难以控制自己甚至伤害他人,招惹是非,给同伴带来不快。在家中,常常翻箱倒柜,任意拆毁玩具、文具等物品。在一些需要耐心等待的公共场合,他们无法忍受等待,甚至行为出格,爬高上架的从不考虑危险。

ADHD 儿童还容易出现哪些健康问题

国内外诸多研究都发现,ADHD 儿童在学业成就、家庭关系、同伴关系、自尊、自我概念、意外伤害和适应功能方面有明显的功能损害。因此除注意缺陷、多动、冲动三大核心症状外,ADHD 儿童还易共患其他疾病如其他发育障碍、精神心理障碍或躯体疾病等,疾病的共患病率高达 65%。认知方面最常见的是执行功能的损害。执行功能是指个体在实现某一特定目标时,以灵活、优化的方式控制多种认知加工过程协同操作的认知神经机制。ADHD 儿童的执行功能受损主要表现为注意、任务管理、工作记忆、计划以及监控方面的能力受到影响。

ADHD 儿童常伴有学习障碍,但其学习障碍并非由于智能

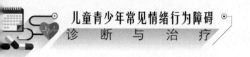

障碍所致,他们的智力多在正常范围内,但其学习成绩不良且成绩波动大,与智力水平往往不相匹配,主要是由于注意力分散造成的。ADHD儿童共患阅读障碍比例较高,多见于ADHD注意缺陷为主型和混合型的儿童。共患学习障碍的ADHD儿童最需要特殊教育帮助。

ADHD儿童也常常有语言方面的困难。有研究者发现,ADHD儿童的注意缺陷影响了其对语言的理解,并且ADHD儿童在高级认知控制方面存在的缺陷导致了其在阅读方面的落后。约30%～60%的ADHD儿童有语言方面的问题。

ADHD还是最常见的使抽动障碍复杂化的共患病,约50%抽动障碍患儿同时患有ADHD。ADHD与睡眠问题和睡眠障碍的共患率也高。睡眠问题主要表现为不愿意睡觉、入睡困难、夜醒、晨醒困难等。睡眠障碍可能表现为不宁腿综合征、周期性肢体运动障碍和阻塞性睡眠呼吸暂停等。

ADHD儿童常见的情绪障碍有哪些

ADHD的儿童因经常被老师批评、家长责备、同学嘲笑,过多失败和挫折的经历,使得这些孩子悲观失望,人际关系差,社会适应能力也较差,部分患儿易出现情绪问题,共患焦虑障碍、抑郁障碍的比例较高。破坏性行为障碍更容易与混合型ADHD共患,主要包括对立违抗障碍和品行障碍。

有研究者发现,8%～30%的ADHD儿童伴有焦虑障碍。

ADHD儿童的焦虑情绪可能是由ADHD儿童对自己的认知功能、执行功能等损坏导致日常生活失调的情绪表现。与单纯ADHD相比，焦虑共病ADHD会使儿童的情绪问题更明显，这些孩子对学习和生活充满消极认知，经常体验到过度紧张，常有各种焦虑担心，如担心害怕尝试新事物、担心考试、担心去医院看病等，而且这种表现随年龄增长而日趋严重。部分ADHD儿童伴有的焦虑障碍症状甚至可能会延续到成年，对成年以后的认知水平和社会适应能力产生影响。虽然焦虑可以部分地抑制ADHD儿童的冲动行为，但同时可能会增长其反应时间，加重他们的注意缺陷，使工作记忆以及其他认知的缺陷更严重。

抑郁障碍是另一种常见的ADHD共患病。国外研究者对ADHD共病抑郁障碍进行的追踪研究发现，ADHD与抑郁具有共同的家族易感性，并且发现ADHD共病抑郁的儿童，患双相情感障碍、心理社会功能障碍及因精神问题住院治疗的风险都相对较高。面对失败的学业、社交等，ADHD儿童可能会产生苦闷、无助、无望和受挫等更大的情绪压力，这将降低他们应对日常生活的能力。

即使不伴焦虑障碍、抑郁障碍，ADHD儿童亦较无病儿童体验到更多的负面情绪。由于情绪的困扰，ADHD患儿的行为问题会更为突出、日常生活失调会更严重、遭受长期功能损害的风险也更高。因此有情绪症状的ADHD儿童，即使尚未达到相关情绪障碍的诊断标准，也应当注意干预，因为他们有发展为情绪障碍的高风险。在ADHD儿童随访的过程中，如果表现出情绪障碍的早期信号，应当尽早由专科医生进行评估诊断，对明确诊

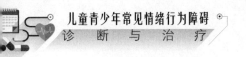

断的患儿进行综合性治疗,对于不符合诊断的,亦应筛查出情绪
问题的相关因素进行有针对性心理预防干预。

如何诊断 ADHD

　　目前对各类情绪行为障碍诊断的主要依据是《精神疾病诊
断与统计手册》第 5 版(下文统称 DSM-Ⅴ)。值得一提的是,
DSM-Ⅴ诊断标准取消了儿童和青少年专门的精神障碍分类,按
生命周期将儿童和成人精神障碍一起分类,这是由于儿童的精
神障碍可以发展成为成人期的精神障碍。

　　根据 DSM-Ⅴ, ADHD 的诊断需明确以下多动冲动和注意
力缺陷共 18 项 ADHD 相关行为中,有几项频繁发生;这些行为
是仅限于某一特定环境或场合,还是存在于不同的场合;需明确
ADHD 的核心症状发生在儿童的主要环境,包括家庭和学校。

　　1. 多动冲动症状。描述的 9 条行为中至少要符合 6 条或更
多(17 岁及以上的青少年和成人,至少需要 5 项);症状持续至少
6 个月;达到了与发育水平不相符的程度,并直接负性地影响了
社会和学业/职业活动。这些症状不仅仅是对立行为、违拗、敌
意的表现,或不能理解任务或指令:①经常手脚动个不停或坐着
身体不停扭动;②经常在教室或其他需要静坐的场合离开座位
(离开座位、办公室、工作处等);③经常在不适宜的场合跑来跑
去或爬上爬下(在青少年或成人只是有坐立不安的主观感受);
④经常难以安静地玩或参加娱乐活动;⑤经常动个不停或表现

得像被马达驱动一样停不下来(在吃饭、会议等场景难以长时间静坐,他人感觉其坐立不安,难以忍受);⑥经常说个不停(多嘴多舌冲动);⑦经常问题还没说完答案就脱口而出(如抢别人的话,交流时总不能等待);⑧经常出现轮流中的等待困难(如排队);⑨经常打断别人或扰乱别人(如,打断对话、游戏、活动,不经询问或同意就用他人的东西,青少年、成人干扰或打断他人在做的事情)。

2. 注意缺陷症状。描述的9条行为至少要符合6条或更多,症状持续至少6个月,且达到了与发育水平不相符的程度,并直接负性地影响了社会和学业活动。这些症状不仅仅是对立行为、违拗、敌意的表现,或不能理解任务或指令:①经常出现难以注意到细节或在作业、工作或其他活动中粗心(如忽视或遗漏细节、不正确地工作);②经常在任务或游戏活动中难以维持注意(如在上课、交谈或长时间阅读中难以集中注意);③经常在对其说话时似听非听(如在无明显干扰下的分心);④经常出现不遵循指令,不完成作业、家务或工作职责(例如,开始工作,很快失去注意,易分心);⑤经常出现任务或活动的组织困难(如难以处理序列性任务,难以有序保管所属物品,杂乱无章地工作、时间概念差,不能按时完成任务);⑥经常逃避、不喜欢或不愿意去做需要持续贯注的任务(如学校、家庭作业,年长青少年和成人则在准备报告、完成填表和看长篇文章困难);⑦经常丢失任务或活动需要的东西(如学校用品、笔、书、文具、皮夹、钥匙、眼镜、手机);⑧经常容易受外界刺激而分心(年长青少年和成人可包含不相关的想法);⑨经常忘记日常活动(如做家务、年长青少年和

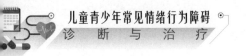

成人的回电、付账、遵守约定等)。

其他诊断的标准还要求:注意或多动—冲动症状在 12 岁前
出现。症状出现在 2 个或以上场景(如学校和家庭)且持续 6 个
月以上,如果症状仅发生在学校里,而在家庭或其他场合都没
有,那么这些症状可能就不代表 ADHD,而是语言、学习或智能
障碍的继发症状。相反,如果症状仅出现在家庭中,而在学校或
其他场合都没有,那么这些症状的主要原因可能是受亲子交流
问题、父母期望过高、环境限制或父母的精神状态等影响。此
外,还包括儿童在社交、学业等功能上存在明显的损害,且不能
用其他精神障碍或神经系统疾病进行解释。

如果有 ADHD 症状却没有学习或社会交往等方面的功能
损害,就不符合 ADHD 的诊断标准。功能损害的评估错误,往
往是 ADHD 过度诊断的一个原因。例如,学龄儿童的多动、冲
动、注意缺陷不严重或仅为情景性的,只出现在教育或社交环
境,但不出现在家庭中。学龄期儿童有多动或情景性的注意问
题,但课堂表现好、学业成绩高和社会交往良好者也不是
ADHD。在评估 ADHD 核心症状对学业成就、课堂表现、家庭
生活、社交技能、独立能力、自尊、娱乐活动和自我照顾方面的影
响时,需要进行详细的询问来帮助临床判断。

从程度上来说,轻度 ADHD 是指存在非常少的临床症状,
且导致轻微的社交或学业等功能损害;中度 ADHD 是症状或功
能损害介于轻度、重度之间;重度 ADHD 是存在非常多的临床
症状或存在若干特别严重的症状或导致明显的社交或学业等功
能损害。

ADHD 的诊断通常会做哪些评估

ADHD 的临床表现有很多是非特异性的症状,如多动、冲动和注意缺陷在儿童的正常发育进程中也能观察到,只有当这些症状持续存在并在多个场景广泛存在、损害了儿童的学习能力和社会交往等重要功能的时候,才考虑是 ADHD。诊断前需要对父母和儿童进行访谈,从父母或照看者、教师和其他人员处尽可能地收集信息,包括孩子的出生史、生长发育史、生活史等,以及神经系统、生长发育、营养状况、听力、视力以及精神状态等健康信息。围绕 ADHD 的核心症状和功能损害,也需要进行详细的评估特别是心理学的评估,常用的评估有如下几种。

● ADHD 诊断量表(父母版):是症状评定的常用工具之一,共 18 个条目,内容涉及注意力缺陷、多动—冲动核心症状。

● Conners 量表:是 ADHD 症状、共患病及功能损害评定的常用量表,分为父母量表、教师量表及简明症状量表,内容涉及注意力缺陷、多动—冲动和品行问题、学习问题、躯体问题、焦虑问题等方面。父母问卷采用四级(0～3 分)评分法。评分标准为:0 分(没有)、1 分(偶尔出现)、2 分(经常出现)、3 分(非常多)。48 个项目归纳为 6 个因子:品行问题、学习问题、心身障碍、冲动、多动、焦虑。基本概括了儿童少年常见的行为问题,也可协助用于中枢兴奋剂与行为矫正等对儿童注意缺陷多动障碍的疗效评定。

● Swanson, Nolan and Pelham 父母及教师评定量表第 4 版（SNAP-Ⅳ）：用于 ADHD 症状、共患病及功能损害评定,内容涉及注意力缺陷、多动—冲动、对立违抗障碍、品行障碍、焦虑或抑郁以及学习问题共 6 方面。

● Vanderbilt 父母及教师评定量表：用于 ADHD 症状、共患病及功能损害评定,内容涉及注意力缺陷、多动—冲动、对立违抗障碍、品行障碍、焦虑或抑郁、抽动障碍以及学习问题、人际关系共 8 方面。

● 困难儿童问卷调查（questionnaire-children with difficul-ties, QCD）：用于 ADHD 儿童的功能评定,内容涉及儿童在清晨或上学前、在校、放学后、晚上、夜晚、总体行为 6 方面。

此外,初诊除了根据情况选择症状、共患病、功能损害评定工具进行评估以外,还会使用智力测试、注意力测试等进行认知能力评估。智力测试常用韦氏学龄前儿童智力量表（WIPPS）和韦氏学龄儿童智力量表（WISC-CR）,对于判断 ADHD 的功能损害非常重要,与智能障碍相鉴别时也具有重要的参考意义。注意测定常用持续性操作（CPT）。此外,常用的评估量表还有学习障碍筛查量表（PRS）、Achenbach 儿童行为量表（CBCL）、气质量表等。

正常儿童在生活中遇到特殊变化的阶段、受某些特殊因素的影响,以及部分疾病的早发阶段,也可能会出现多动、注意缺陷、冲动的症状,因此 ADHD 的诊断还需要关注和排除其他潜在因素。例如,父母关系不和谐或离婚、家庭经济压力、忽视、虐待、搬迁或者转校、家庭成员患病等社会环境问题;视觉损害、听力损害、变应性鼻炎、阻塞性睡眠呼吸暂停、遗传性疾病(如脆性X综合征、神经纤维瘤等)、药物不良反应等医学相关问题;癫痫、抽动障碍、脑性瘫痪等神经及发育障碍性疾病等。

如何看待 ADHD 的各类治疗

ADHD 是一种慢性疾病,治疗的主要目标是全面缓解 ADHD 儿童核心症状,最大限度减少 ADHD 儿童功能损害,提高 ADHD 儿童生活、学习和社交能力及家庭生活质量。

根据 ADHD 的诊疗指南,ADHD 的治疗方案根据年龄有所不同。一般来说,对于 4～5 岁的学龄前期儿童,建议以行为治疗为主,如行为治疗无效考虑药物治疗。6～11 岁的学龄期儿童,建议首选药物治疗,推荐药物治疗和行为治疗的联合疗法。12～18 岁的青少年,建议以药物治疗为首选,辅以心理治疗。也就是说,对于大多数学龄期的 ADHD 儿童,需要结合药物治疗、心理行为治疗乃至家长教师培训的综合治疗,才能达到最佳的治疗结果。

在 ADHD 的治疗中,有的家长认为仅有药物治疗就可以了,但事实上,虽然存在少数案例仅仅接受药物治疗就已经足够,但是大量的临床经验表明,仅有药物治疗对 ADHD 患儿特别是低年龄段的儿童来说是不够的。因为有些孩子未能达到预期药物治疗效果,即使有些孩子用药后起了效果,但他们在接受药物治疗的期间,也需要开展更多自我行为管理和社交技能学

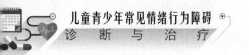

习。这是因为 ADHD 儿童与同龄人交往中社交技能不足的问题、某些反社会行为问题,以及非 ADHD 儿童造成的家庭矛盾问题,都不会因为孩子接受药物治疗而消失,而且,许多 ADHD 儿童会共患其他心理和学习上障碍,而这些障碍很难随着药物治疗而痊愈。

还有很大一部分家长未能正视 ADHD 是疾病这一事实,并坚信药物治疗会给孩子今后的生长发育等带来诸多不良影响,因此拒绝给诊断为 ADHD 的孩子用药。但国内外的诸多研究都提示,对于诊断为 ADHD 的儿童,药物治疗可能是最有效的治疗方法。在一项迄今为止完成的最大规模的 ADHD 综合治疗研究中,来自美国 5 个不同地区和加拿大的部分地区的 570 多名儿童,经过细致和彻底的评估之后,随机分为 4 个不同的治疗小组:第一组接受一般的医疗卫生服务,自行跟进治疗。第二组只接受药物治疗,且治疗过程有完善规范的管理。第三组只接受心理治疗,没有药物治疗。第四组同时接受药物治疗和心理治疗。经过 14 个月的治疗,这个复杂研究的初步结论是:剂量合适、管理完善规范的药物治疗,对改善 ADHD 儿童的症状和相关的问题,起到了很大作用。在第二组只接受药物治疗的小组里,半数以上的儿童获得了良好疗效(治疗成功)。第三组仅接受心理治疗的孩子中,仅约 1/3 治疗成功。而同时接受药物和心理治疗的第四组,取得了最大的治疗成效,并且一些孩子身上还显现出额外的疗效,这种综合治疗还使得 ADHD 孩子对药物治疗的需求更少,或者药物治疗所需的剂量更低。

当孩子诊断为 ADHD 后,父母应配合医生,选择最有益于孩子的治疗方案,开展科学、规范的治疗。医生通常会根据疾病的总体原则和个体的情况设定治疗目标并按照慢性病管理策略进行管理,包括制定长期治疗计划、定期随访评估。如果用药,则监控治疗效果和不良反应,让药物治疗发挥最大功效并尽可能地降低治疗带来的副作用。

ADHD 的药物治疗是怎样的

药物治疗推荐用于学龄期的 ADHD 儿童和青少年,6 岁以下儿童原则上不推荐药物治疗,仅在症状造成多方面显著不良的影响时才建议谨慎选择药物治疗。

用药前应评估儿童的用药史、药物禁忌、基线年龄的身高及体重、心血管情况。此外,有先天性心脏病史或心脏手术史、一级亲属有 40 岁以下猝死家族史、劳累时有异常的呼吸急促或晕厥、心悸、心律失常以及有心源性胸痛病史的患儿,用药前应参考心脏专科的意见。ADHD 治疗药物有中枢兴奋剂和非中枢兴奋剂。此外根据共患病的情况,还可选择抗抑郁药、抗精神病药等作为辅助治疗。

有的家长对治疗使用中枢兴奋剂感到很惊讶,孩子已经兴奋好动怎么还会用"兴奋剂"呢?实际上,这类药物被划入 ADHD 的处方药已经有几十年时间了,之所以被称为兴奋剂,是因为他们会刺激大脑与执行功能有关的区域,但不是刺激整个身体。使用该类药物能提高大脑尾状核和前额叶皮质中多巴胺

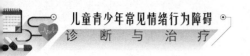

和去甲肾上腺素的水平,从而提高儿童在学校执行任务的能力,降低干扰和坐立不安;在家庭中可以缩短作业时间、改善亲子沟通和依从性。我国治疗 ADHD 的中枢兴奋剂主要为盐酸哌甲酯,根据疗效持续时间分为长效(10～12 小时)和短效(3～6 小时)2 种。盐酸哌甲酯 6 岁以下的儿童慎用,禁忌证包括青光眼、服用单胺氧化酶抑制剂的患儿或急性精神病的患儿。可能出现的不良反应有头痛、腹痛、影响食欲、入睡困难、眩晕,运动性抽动也在一些患儿中发生。这些不良反应常在治疗早期出现,症状轻微,多在剂量调整后或服药一段时间后改善。总体来说,中枢兴奋剂治疗 ADHD 是安全有效的,但需要进行身高、体重的定期监测,并在治疗之前和治疗期间对血压和心率进行检查。

非中枢兴奋剂也可以增加大脑额叶的功能,主要有选择性去甲肾上腺素再摄取抑制剂,它是去甲肾上腺素再摄取阻断剂,能阻断前额叶突触前的去甲肾上腺素转运。托莫西汀是治疗 ADHD 的一线非兴奋剂药物,每天服药一次,作用时间可维持24 小时,能全天缓解多动症的症状。托莫西汀的不良反应与兴奋剂相似,在延迟入睡方面的不良反应较小,但更易出现疲劳和恶心。目前尚未发现托莫西汀与抽动之间的联系。另外,托莫西汀可能对共患焦虑障碍的 ADHD 儿童有效。

治疗期间,除观察和监测症状及疗效以外,还需要监测用药后的不良反应,定期测量儿童的身高、体重、血压、心率等。在功能恢复和症状完全缓解 1 年以上,经医生全面审慎地评估判断患儿的症状改善程度、共患病情况、各方面的功能表现后,尝试谨慎地停药,并在停用药物期间,继续随访并监测病情的变化。此外,在 ADHD 儿童的治疗中,还要做到均衡饮食、规律运动,并在诊疗及随访过程中加强老师、家庭、医务人员的密切合作与沟通。

担心用药给孩子带来的影响怎么办

对孩子用任何药物,都不是一件能轻易下决定的事情,对 ADHD 孩子来说更是如此。目前大众对 ADHD 药物的使用还存在一些偏见或误解,父母常常要面对用药还是不用药的两难选择。

事实上,对于 ADHD 治疗是否要用药,不存在绝对支持或绝对反对。当父母在这种选择里左右为难的时候,要先牢记这些基本要点:ADHD 是一种疾病,大脑负责自我管理的特定部位的功能出现了问题。ADHD 的药物治疗,就是为了支持大脑特定部位的正常表现的。当然,与任何处方药一样,ADHD 药物既存在潜在的好处,也会有一定的不良反应。药物对 ADHD 孩子个体是否有效,取决于个体差异、同时开展的支持性治疗等,而不应该受某个人对 ADHD 药物滥用还是误用的看法所影响。

管理孩子的 ADHD 是一个长期的过程,不管父母如何选择,都要监测治疗的结果并对调整治疗方案保持开放的态度。在这个过程中有多次重新调整方法的机会。如果用药后,对孩

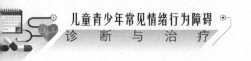

子的情况不满意,可以随时停止 ADHD 用药。另一方面,如果父母决定不使用药物,但是孩子持续表现出较大的困难,那么随后父母还是可以尝试给孩子选择药物治疗的。

ADHD 的药物像其他处方药一样存在益处也有不良反应,很多父母担心 ADHD 药物治疗的不良反应。要说明的是,ADHD 药物本身并不危险,在合理使用的情况下并不会出现依赖性或者说让人上瘾。当出现不良反应时,停止用药不良反应一般也会随之消失。大多数家长都可以在医生的帮助下,找到一种 ADHD 药物合理使用并让孩子受益,且不出现明显不良反应,而且父母也可以通过调整生活节奏、改善饮食、科学锻炼等诸多方法帮助孩子应对不良反应的困扰。

ADHD 的非药物治疗是怎样的

ADHD 儿童的非药物治疗,通常包括心理教育、心理行为治疗、特殊教育和功能训练,并围绕这些方面开展医学心理学治疗的家长培训和学校干预。

心理教育是指对家长和教师进行有关 ADHD 的知识教育,是治疗的前提和基础。目前积极推行的是"医教结合"的联动及监测模式,即在学校和医院之间建立包含儿童必要信息、简单的行为和治疗观察表格等内容的学校报告卡,以帮助医生随访及评估患儿疗效及相关问题、及时调整治疗方案,同时推动教师及相关工作人员共同监测高危儿童、早期识别及转介

ADHD 儿童。

心理行为治疗指运用心理学原理和行为学技术帮助患儿逐步达到目标行为,是干预学龄前儿童 ADHD 的首选方法。治疗方法主要为行为治疗、认知行为治疗、应用行为分析、社会生活技能训练。常用的技术包括正性强化法、消退法、暂时隔离法、示范法。如果存在家庭或学校问题,则可同时进行家庭或学校治疗。

家长培训和教师培训是 ADHD 非药物治疗的重要组成部分,旨在通过家长和教师培训,使他们深入了解 ADHD 病因、症状等知识,矫正错误观念,并传授 ADHD 患儿管理技巧等。家长培训包括一般性培训和系统性培训,一般性培训的目的是帮助父母了解儿童的水平,学习加强亲子关系的行为,设定适当的学习和发展目标、掌握针对 ADHD 儿童问题行为的具体管理技能。系统性培训则是结构化的、更深入的培训,核心内容是帮助家长理解 ADHD 并适应孩子的行为,学习应对问题行为的方法和技巧,以及在家庭之外如何管理 ADHD 患儿。教师培训包括针对老师讲授 ADHD 知识以及儿童心理健康知识,针对学校心理老师开展培训,使其了解 ADHD 的症状、病因,加强对学生的监测或筛查转介,以及开展良好的医、教、家结合干预。

此外,针对 ADHD 儿童的非药物治疗还包括社会生活技能训练,重点针对不良的生活技能和交往技能的训练,如同伴交往训练等。目前也有脑电生物反馈、感觉统合训练等辅助训练,但需要更多研究及循证医学证据的支持。

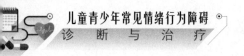

ADHD 的行为治疗是怎样的

　　研究发现,ADHD 儿童一般对刺激表现为觉醒不足,单纯奖惩很难对其行为矫正发挥作用,因此往往在药物治疗的基础上,对 ADHD 儿童开展行为治疗。大量的研究证据都表明,规范持续的行为治疗对改善 ADHD 儿童的症状和行为表现,是确定有效的。

　　行为治疗基于行为矫正技术和社交学习理论,强调预防性管理,是指有步骤地应用行为矫正和塑造技术如合理强化、消退和惩罚等,帮助儿童观察与模仿恰当的行为、态度和情感反应,从而塑造 ADHD 儿童的行为。常用的行为治疗方法包括正强化、消退、惩罚等。正强化就是奖励那些组织上需要的行为从而加强这种行为,所以要使某种行为继续下去或增多,就使用正性强化等方法;负强化是指为了使某种行为不断重复,减少或消除施于其身的某种不愉快的刺激。此外还包括消退、惩罚、批评等,要使某种行为减少或消失,可使用这些方法。例如正强化与消退联合应用,能有效促进 ADHD 儿童呈现出更多积极的好行为,减少消极和不良行为。

　　正强化又称积极强化。当人们采取某种行为时,能从他人那里得到某种令其感到愉快的结果,这种结果反过来又成为推进人们愿意重复此种行为的力量。正强化一般是通过表扬、赞许、奖赏等方式,使儿童良好的行为得以持续。在应用正性强化之前应先确定儿童的靶行为(即要纠正或消除的不良行为)和需建立的目标行为(良好恰当的行为)。当儿童出现目标行为时,应立即给予正性强化,如 ADHD 儿童作业速度慢,存在的不良行为(靶行为)有玩铅笔,而坐下用铅笔连续 10 分钟认真写作业是目标行为(恰当行为),当儿童能持续完成时候立即给予赞赏、表扬和奖励。正性强化的使用需要注意的是,反馈需要及时(最好是立即)、频繁(保持一定频率)、突出(让儿童清晰地知道因为什么被奖励),并将正性强化与惩罚、消退等合并使用。这里还需要注意的是,目标行为的确定,要遵循循序渐进的原则,例如有的孩子可能连坐下用铅笔连续 5 分钟书写都达不到,那一开始定 10 分钟的目标往往就容易失败。一般需要分阶段设立目标,并对目标予以明确规定和表述。首先设立一个明确的、又切实可行的目标,只有目标明确而具体时,才能进行衡量和采取适当的正反馈。同时,还要将目标进行分解,分成小的、跳一跳就够得到的目标,完成每个小目标都及时给予强化,这样不仅有利于目标的实现,而且通过不断地激励可以增强信心。

另一种常用的行为管理手段是惩罚。惩罚有助于减少或消除儿童的不良行为。但对于孩子的不良行为,要避免开始就进行严厉的处罚。坚持先鼓励、后惩罚的原则。轻微的处罚应与鼓励相结合,鼓励多于惩罚对不良行为的消除会起到良好的效果,可以参考鼓励与惩罚比例 1∶1～5∶1。

此外,还可以使用消退法,是指一些行为由于在一定时间内不予强化,此行为将自然下降并逐渐消退。在使用消退的技巧时,针对某些会强化不良行为的因素予以撤除(比如孩子反复用

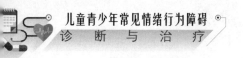

扔食物的方式来吸引家长的注意力,那么,在孩子扔东西的时候不看、不听、不说,不给予任何注意),则不良行为得不到强化后就会减少或消失。与此同时,不断强化孩子能吸引大人注意力的好的行为(比如大口吃饭菜),以及告诉孩子不开心了可以用怎样的方式来表达,但不能扔饭菜,从而让孩子的不良行为逐步减少,适宜行为逐渐增加。

为何要开展 ADHD 儿童的教师培训

ADHD 越来越受到关注,如何帮助 ADHD 孩子健康成长是医生、教师和家长需要共同思考和面对的重要问题。关于 ADHD 的治疗,2019 年美国儿科学会(American Academy of Pediatrics, AAP)指南明确提出:对于学龄期的儿童青少年,在接受药物治疗的同时,应当给予父母教育干预和课堂行为干预。

教师作为儿童学校环境中的重要角色,是否了解儿童的 ADHD、对该疾病的认识和态度,都会影响 ADHD 学生的表现。与此同时,教师和父母一样,都能客观反映儿童的症状,特别是接受药物治疗的 ADHD 儿童,这样有助于医生获得儿童在家以外的行为表现,从多种场合了解症状和改善情况,更好地调整药物剂量,优化治疗。近年来,我国学者围绕 ADHD 治疗中的医教结合干预开展了诸多研究,医教结合的理念已经渗透到 ADHD 儿童疾病管理的各个方面。医教结合强调综合 ADHD 的治疗中,加强学校、家庭和医疗机构的有效沟通。成功的学校干预可以降低儿童在学校的不良行为,对于提高 ADHD 儿童的学习效率有积极的作用。

在老师参与监测 ADHD 儿童症状改变的过程中,父母应当将孩子的诊断结果、治疗计划等告知老师,并请老师将孩子在学校的行为表现信息,通过家庭—学校报告卡等形式记录并由老师或父母交给医师,建立起关于儿童症状监测的全面的信息系统。家庭—学校报告卡是教师开展 ADHD 儿童课堂行为的一种有效工具,通常父母和老师一起,确定孩子的 3～5 个目标行为(通常都是最值得关注、在校有较大意义的行为),然后由老师填写儿童在校的行为表现,儿童每天将家庭—学校报告卡带回家。如果每日报告卡能结合奖励、表扬等行为强化技术,就能更及时、频繁、有效地强化儿童的行为,提高依从性。

与此同时,在医生和其他专业人士的指导下,父母和老师分别接受 ADHD 儿童行为矫正、注意力训练、学习技能、社交技能等方面的健康教育。针对 ADHD 儿童的特征,也有的学校开设特殊教育的班级,设定适合他们的教学目标、课堂环境和课堂时长,优化课堂管理方式,体现"以孩子为本"的素质教育。

为何要重视 ADHD 儿童的父母培训

由于父母对 ADHD 疾病的不了解乃至误解,极容易出现家长对于孩子的现状烦恼、对孩子未来预后消极的态度,这些都会影响 ADHD 儿童的诊断和治疗。新媒体时代,尽管父母也能从

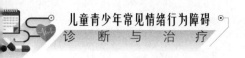

媒介获得相关信息,但其中仍有不少误区,而培训能使父母对ADHD有科学的认识,帮父母做出明智的决定。此外,许多父母对 ADHD 孩子接受药物治疗充满担忧,迟迟不愿进入规范的治疗程序,不仅贻误病情,接踵而来的还有孩子产生对立违抗障碍、学习障碍等共患病,而父母培训能使 ADHD 儿童尽早、规范地接受治疗。

在对父母培训的过程中,首要的就是帮助家长认识 ADHD是一种疾病,疾病是问题,孩子不是问题。在一定程度上来说,父母和孩子都是"疾病"的受害者,父母培训能支持和鼓励父母站在孩子的角度来面对和解决疾病带来的困扰。父母培训内容通常包括 ADHD 知识(流行病学特点、病因及发病机制、临床表现、诊断及鉴别诊断、治疗原则、病程特点、预后)、常见药物治疗不良反应的表现及处理原则,还包括给家长良好的情绪支持,指导家长解决家庭问题的常用方法、ADHD 儿童的情绪行为管理策略、避免与孩子间矛盾冲突的技巧、制定奖惩方案的技术、正确应用强化及适当惩罚技术等。

这些有针对性的心理健康教育和干预,可以为家长有针对性地普及 ADHD 的专业知识,识别和纠正错误教育方式,消除家长对孩子的误解,提高家长对疾病的治疗前景及良好预后的认识,从而对治疗保持信心。更重要的是在与家长的反馈和交流中,治疗师还可以帮助家长掌握积极的自我支持技能,缓解负面情绪,这些都有助于 ADHD 儿童的家长减少责备批评,给予更多情感温暖、支持理解,亲子交流转换为更为温暖、宽松、和谐的方式,这样的养育环境减少了患儿的不良心理刺激,提升了父母对于疾病良好预后的信心,有助于 ADHD 患儿整体疗效的提高。

为何要关注 ADHD 儿童父母的情绪

随着社会竞争日益激烈,家长对孩子的学习要求越来越高,而 ADHD 儿童病程长、注意力不集中和学习成绩差等状况,使得学校常因患儿学习成绩差、行为不良等给家长施加压力。而且 ADHD 儿童的多动、冲动症状使他们常常容易打扰或干涉他人,甚至部分患儿还会出现破坏和违抗等行为,无法顺利融入集体活动、与他人相处困难,为此经常会被冠以"坏孩子"的称号……这些都使家长容易出现担心自责等负面感受,产生更多的心理压力。几乎所有就诊的 ADHD 儿童,他们的父母都处于不同程度的担忧、失望、自责、焦虑的状态,甚至产生焦虑和抑郁情绪障碍。此外,由于患 ADHD,父母往往要投入更多的精力和时间来照顾孩子,家庭的生活方式和节奏改变以及家庭经济支出增加等,都会使家长承受更多的压力。

ADHD 儿童家长所出现的焦虑、抑郁等负面情绪,多是由于对 ADHD 疾病本身的不了解甚至是误解等导致的。由于不了解这种疾病,当患儿出现多动和一系列异常行为时,往往不知所措,认为孩子这些行为与自己教育不当有关,产生自责、无助和罪疚感,并导致焦虑、抑郁的发生。父母是孩子的第一任老师,父母养育方式对儿童的成长起着非常重要的作用,不只对

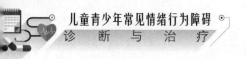

ADHD 的孩子,父母教育本身就是一件需要不断反思和学习的工作。令人遗憾的是,有许多研究表明,伴有情绪问题的 ADHD儿童,家长在教育方式上往往缺少理解和情感温暖,较多地采用粗暴辱骂乃至责打等惩罚性教育方式,不仅无法缓解 ADHD 有关的症状,甚至使儿童行为问题恶化。因此,关注 ADHD 儿童父母的情绪,通过咨询、培训、心理治疗提供支持非常重要。

ADHD 儿童的父母如何照顾好自己的情绪

养育孩子可算得上是一种让人感到谨小慎微且压力巨大的体验。我们计划着、盼望着和孩子一起大笑,亲子间其乐融融,然而养育 ADHD 孩子的生活中,总是有很多我们无法避免和预料的事情。由于这些孩子的生活、社交、学习等领域的功能受损,父母的养育过程就会变得更辛苦,常受到来自各方的压力,家庭生活充满更多不确定性……所有的这些都会反过来破坏父母对 ADHD 孩子的照料与帮助。而且为人父母者,也不仅仅是父母,每个人都还有着多重的角色:丈夫、妻子、儿子、女儿、员工、领导……当然,每个父母都还是自己。这每一个角色里的生活或者任务,都会带来一定的压力。

在飞机上,我们常常会听到航空安全的广播中有这么一句话:"如果需要使用氧气面罩,请先戴好您自己的氧气面罩,再帮助孩子。"同样,在照顾孩子的过程中,当父母的情绪和感受在"缺氧"的状态时,做自己都是件辛苦困难的事情,更别说要做好父母了,因此往往难以用心平气和、理解支持的态度来照顾孩子。要更有效地帮助 ADHD 的孩子,父母就要先照顾自己的情绪并管理自己的压力,给自己戴好"氧气面罩"。下面 3 个建议,不需父母花很多的时间和精力来学习和维持,如果形成了常规,将非常有益于父母在充满压力的养育照护中,保持积极的状态。

父母要给自己固定的休息时间,并保护好这段时间,让身心得以"吸氧"。父母常常会觉得工作、生活、育儿之外简直是忙得没有片刻属于自己的时间,真的是这样吗? 如果父母满身疲惫、满心焦虑地去照顾 ADHD 孩子,会带来更好的养育效果吗? 答案都是否定的。只要一小段时间,在这个时间里,我们什么角色也不是,只是自己! 在这个时间里,我们可以冥想、休息、慢跑、读书或做任何能让自己身心得以恢复的事。生活可能会对这样一个简单的治愈需求百般刁难,但一定要坚持住。如果这段身心恢复的时间被抢走了,一定要尽最大所能、尽快回到这个身心恢复的"吸氧"过程中来。如果计划的时间是 30 分钟,但是只有15 分钟,那就把这 15 分钟利用起来。从今天开始,立刻找一个能够让自己保持理智并促使自己成长的活动或爱好,为自己的私人休息留出时间,并保护好这段时间。

与合适的人谈论养育 ADHD 儿童的经历与感受。大脑成像研究显示,表达不良情绪可以使情绪伤害我们的力量减半。所以,对亲密的朋友、合适的家人或心理医生吐露心声,这将极大地帮助 ADHD 儿童的父母缓解情绪压力,所带来的好处远大于时时刻刻围绕着孩子的 ADHD 去解决问题。

积极管理生活中的压力。即便孩子没有 ADHD,父母养育

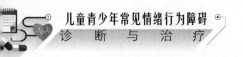

孩子的辛劳、自己工作的挑战、家庭的琐事,这些过程中都会出现压力。定期锻炼、保证睡眠时间、做行为治疗、享受大自然等,都能帮我们有效减缓压力。不管哪种方法,只要认为有效,就请立刻加入自己的生活日程中。在某种程度上,压力管理是一种态度,学会不那么抗拒,学会与生活中出现的一切相处。有技巧地管理压力,能帮助父母在生活这片起起伏伏的波浪中,试着冲浪,而不是辛苦地正面抗争。

父母如何帮助 ADHD 儿童管理自己的情绪

　　ADHD 儿童困难的地方是他们有时候并非故意要捣乱或发脾气,但年龄水平的限制和疾病对功能的影响,都使得他们的控制自己情绪的能力不足、情绪管理技能落后、抗挫折能力差。因此在压力之下,ADHD 儿童更容易变得愤怒、沮丧、焦虑不安、心烦意乱,而且在生气的时候就往往立即表现出来,这种情绪性的表现,也常常给人以对抗、不服管教的印象。

　　管理孩子发脾气等破坏性强、挑战性大的行为,对每位父母都是个压力,但是不论多么困难,父母仍然要坚信:这些行为不是任何人的错,也不是自己或者孩子的错。然后,父母可以有意识地来帮助 ADHD 孩子学习管理自己的情绪。

　　管理情绪首先要识别情绪。可以和孩子练习关于情绪识别的游戏,有很多与儿童情绪相关的图片,能帮助父母跟孩子一起学会辨识和描述情绪,父母也可以跟孩子一起讨论自己的经验。

平时在外面,观察周围人在各种场景下的面部表情、肢体语言等等,也是一种生动现实的情绪识别练习。

　　孩子开始恼怒、焦虑的时候,不妨鼓励孩子用 STOP 练习。STOP 分别代表了停下、深呼吸、观察、下一步计划这 4 个步骤的英文首字母。具体来说就是:stop——停止正在做的事情、take a few breaths——做几个深呼吸、observe——观察当下发生的事和自己的情绪感受、proceed——有目的地选择最佳的下一步行动。这样反复的刻意练习能帮助身体形成一种本能的情绪行为管理方式,在孩子情绪要失控的时候帮到他们自己。

　　当一些事情总是能激起 ADHD 儿童的情绪并引发他们的不良行为时,预防是最好的办法。父母可以和孩子一起预测困难的情境(例如聚会游戏可能和小朋友发生冲突),具体地说说那些困难,再一起来讨论并提前给出恰当的行为可选项,之后和孩子一起练一练。例如,使用可以缓和情境的词语和行为:“下一次你觉得自己要生气了的时候,你可以去旁边角落休息一下,直到你心情平复为止。”

　　此外,父母还可以让孩子与心理咨询或心理治疗医生合作,通过一对一的训练方式来学习如何管理情绪。

父母如何帮助 ADHD 儿童管理注意力

　　前面已经提到,ADHD 儿童并不仅仅是注意力分散,他们在认知任务上难以维持注意力也是疾病的重要特征。在日常生活

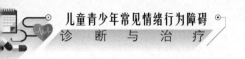

中,父母可以有意识地调整自己,并帮助 ADHD 儿童来管理自己的注意力。

　　父母在管理孩子的行为时,常常会要对孩子提要求,在对孩子提要求之前,先获得孩子全部的注意力。比如,等孩子做事的间隙再说话,除了用言语信息之外,也可以多用肢体信息来提醒孩子,比如轻拍孩子的肩膀等,确保在提醒孩子之前,已经获得了孩子全部的注意力。给孩子发出时间相关指令时,不妨使用倒计时提醒的方式,例如"还有 10 分钟睡觉""还有 5 分钟要睡觉了",这样的指令,不过于频繁,且给孩子的注意力有转移的时间和机会。时间到了,行动坚定、态度温和地让孩子停下来。

　　利用计时来协助儿童集中注意力。例如先把复杂、有难度的作业合理拆分化解目标,然后给每个小任务定下结束时间。甚至亲子之间可设计一种游戏,例如"让我们看看能不能把所有书本东西在 2 分钟之内送回书包"等。为了避免孩子的注意力分散,在家里设置一块远离玩具、电视等干扰的区域,或创建一块成人可以方便地监督 ADHD 儿童写作业的区域,让孩子能少受外界影响,可以全身心投入学习。卧室或餐厅的桌子就不是合适选择。经常让孩子参与一些能够建立持久集中力和注意力的活动,比如瑜伽、正念练习或类似象棋的游戏。

父母如何帮助 ADHD 儿童管理各项任务

　　对于很多 ADHD 儿童来说,任务管理是一项核心缺陷,尤其随着孩子年龄的增长,独立的需求逐年上涨,但是技能的发展却常常迟滞不前。孩子出现反抗行为的常见原因之一,是一次性给孩子布置了大量的任务,结果孩子在这个过程中抓不住重点甚至完全跑偏了方向。父母可以学习一些帮 ADHD 儿童管理多种任务的方法技巧,有助于更好地帮助孩子。

首先是设定提醒并提供提示。ADHD 儿童的时间意识比较差,所以那种模糊的、开放式的规划比如"周末要多花点时间来复习英语"等,大部分都会以失败告终,因为 ADHD 儿童经常会忘记、逃避或无法集中于必须要做的事项,更别说是缺乏明确规划的事项。而且由于注意力分散,规划和执行这些事对他们而言是一件困难的事情。此外,我们在从事工作特别是复杂工作的经验告诉我们,长期任务的实现需要很多小步骤的行动,但是对于 ADHD 个体来说,这个能力既不是与生俱来的,还后天不足、更缺乏引导训练,面对这些长期任务(提高学习效率、提高学习成绩)他们几乎没有多少经验。由于掌控时间和执行待办事项是一项持续的挑战,所以从外部提供线索和支持,能给 ADHD 儿童提供很多帮助,父母可以帮助他们把复杂任务分成较小的步骤,把每个任务的目标设得具体、清晰、可操作,并设定每个步骤的截止时间。

其次,帮孩子把每个事项都写在日程表上,并在日常操作中维持稳定的常规。虽然维持常规并不容易,但对家庭生活顺利进行以及教孩子生活技能来说,这些都是很重要的方法。比如,父母可以把当前年龄阶段儿童的常规家庭活动和学习活动,用字或图来总结表示。即使有的活动细节孩子已经知道了,但

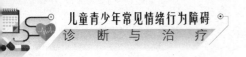

ADHD的症状也可能让他们脱离常规,所以还是要写下来。对每个日常事项的要求,尽可能简单、简短,最好一次只给1~2个步骤要求,持续监督孩子完成情况,然后再进行下一步。

强调孩子使用任务清单,有助于孩子养成一项对学习和生活有帮助的好习惯。父母可以通过适当的提醒指导孩子参照计划清单来强化自我监控能力,直到孩子能自己独立完成清单。也可以把这种任务清单贴在孩子容易看到的地方,比如卧室、书房等显眼的位置。大一些的孩子,父母可以逐步减少帮助,一起与孩子讨论时间管理和日程安排的细节,但让他们自己来编订每日和每周清单,学习对自己行为的计划和管理。任何不熟悉的任务,父母都可以利用这种信息管理方式来逐步化解、执行、巩固。

父母如何帮助 ADHD 儿童管理行为

在和ADHD父母沟通的过程中,常常会看到父母反复地描述孩子有哪些问题、这些问题可能的原因是什么,哪些做法是没用的……然而,反复讨论问题并不能带来行为的真正改变,只会让父母更感到挫败和焦虑。ADHD给孩子带来的最复杂的挑战之一就是多动、焦躁、冲动以及难以自我监控行为,这很难应对,但我们还是要来着手解决。管理孩子的行为之前,父母还是要反复提醒自己——这些"令人恼怒"的行为,仅仅是 ADHD 的症状,并不完全在孩子的掌控之下,也不是孩子故意为之。在理解的基础上,才能更有力地为孩子提供行动支持,只有跟孩子一起来学习行为管理,才能在不断的量变中带来真正的质变。

父母要常常使用赞美、奖励等技巧,来帮助孩子建立自我监控行为所需的技能。首先要强调的是,行为管理非常注重一致性,意思就是父母在每一次管理孩子的行为时,都必须使用同样的策略。保持行为管理的一致性,要注意三个原则。首先是前后一致性。父母对孩子行为管理随着时间的推移保持一致性,如果父母的反应是难以捉摸或反复无常的,往往会导致失败。其次是环境的一致性。即使环境改变了,也要采用相同的反应方式。比如,很多父母在家里对待孩子行为的反应与在公共场合的态度截然不同,这样的不一致让孩子常常无所适从,破坏了建立好行为所需要的一贯化原则。再有就是教养者之间的一致性。确保父母对于孩子的某个行为特别是问题行为,都保持一致的态度,让孩子的行为有规则可循,并且避免不同家庭成员之间态度做法的不一致,增加孩子的内耗。除了保持一致性,还有一个行为改变原则就是坚持。一旦开始纠正孩子的行为,一定要坚持住别很快就放弃,因为凡事都是量变到质变的过程。执行一个行为纠正计划至少要坚持1~2个星期,才能去判断它是否有效,期待新的管理方法能得到戏剧性的、立竿见影的效果,是不切实际的。总之父母在强化儿童的行为管理时,如果没做什么,就开始做一点;如果已经做了一点,就多做一点;如果做了很多,就把它们做好。

此外,在日常行为管理中,允许孩子消耗过度的精力很重要,这就需要父母有计划地制定学习和休息时间,例如,晚间吃

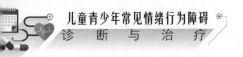

饭后让孩子有机会外出活动一下,也许能稍微减缓孩子好动不安的问题。最好给孩子的每一天设置常规的运动时间,让孩子到户外、楼下等多参加活动,允许孩子消耗过度的精力。

父母与 ADHD 孩子沟通时应注意什么

养育 ADHD 孩子是一件充满压力的事情,即使对一些简单的、对生活事件的本能反应,背后可能也包含了父母很多的情绪和想法,总是给父母带来困扰。比如,父母可能会因为孩子没做家庭作业而生气,但这里面可能还包含了更深一层的担忧和恐惧:如果孩子不做好作业怎么可能有个好成绩,如果成绩很差以后就不能上高中,就不能上大学,就不能有个好工作……有时候,父母可能在自己的儿童时期也遇到过完成家庭作业的困难,而那段记忆会潜在地加重父母面对孩子学业的感受。这些压力感受和对未来的担忧,都会影响父母和孩子的沟通。

当父母在尝试与孩子进行更为有效的沟通时,首要的一点还是不断提醒自己,孩子的拖拖拉拉、注意力分散、冲动好动、讲话大声、爱打断人说话……这些都是 ADHD 这一疾病的常见症状,疾病是问题,孩子不是问题,父母要时刻意识到疾病对孩子行为的影响,这样能很大程度上帮助父母增进对孩子的理解,减少挫折感和过激反应,提高亲子间有效沟通的能力。

沟通并不是要追求完美或正确,而是有效!为了让孩子在沟通中更多地接收和理解信息,父母应当有意识地觉察自己在沟通时产生的感受,尤其是自己的想法、情绪、肢体语言以及感觉。和孩子互动中,父母可能会基于过去的经验来评判孩子的过失,在孩子做错事后,父母可能也已经猜到了他会如何说、会说什么,但有可能这一次根本不是孩子的错。比如父母走进房间发现孩子还没有完成作业,可能已假设了孩子会找各种借口来否认,但也有可能是孩子在尝试一种新的解题方法呢?父母应该常常提醒自己,想法仅仅是想法而已,并不一定是事实,想法可能准确,也可能不准确,甚至是完全错误的。要做到真正地帮助孩子,就必须把先入为主的判断、推测和假设等想法,通通放在一边。

关注和觉察自己的情绪。在压力之下,人类大脑的恐惧中心——杏仁核会接过大脑的掌控权,切断灵活思考和回应的能力。我们都有这样的经验:在难以承受的愤怒、沮丧、焦虑情绪中,或是身体已经精疲力竭时,我们很难完成一场有目的、有成效的对话。这时候,最好的方法就是休息一下,父母这时候要尽可能让自己的情绪和身体休息一下,给自己"吸氧",让自己平复下来,当父母不再受负面情绪或身体不适的影响时,跟孩子完成有效沟通的可能性会大大增加。

关注和觉察自己的非肢体语言。我们的身体常常会比所说的话透露出更多信息。父母常常不这么觉得,但是孩子不同,孩子可能对我们讲话中那些空泛的大道理不敏感甚至听不懂,但却对我们的非语言信息很敏感。例如,父母口头跟孩子说着"我不在乎你的学习成绩",但说话时却声高气促、怒目圆睁、身体僵

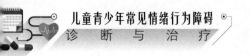

硬……那孩子的感受可能并非是父母口中所说的"不在乎"。所以当我们在与孩子互动时,有意识地练习觉察自己的面部表情、自己说话的语音、语调、语速、自己的手臂姿势、与孩子之间的距离等任何肢体语言,有助于言行一致地传递信息。

在和孩子的对话中,保持积极的倾听,给孩子更多的时间。如果孩子在表述自己的想法上有困难,可以给孩子充分的时间平静下来并组织语言,并且尽量在孩子说完之后再讲话。在有需要的时候,不妨重复自己所说的话,也可以让孩子重述他所理解的内容,这样来确认沟通是否有效。将对孩子的要求用简单的短句来表述,也能帮助孩子提高对指令的理解和执行效果。

有时候,父母花了很大的精力然而 ADHD 孩子的行为却没有得到什么改善时,父母可能会感受到挫败、愤怒、尴尬,甚至父母的行为也会降到孩子的水平,像孩子一样去叫嚷争论事情。必须随时记住:我们是成年人,是孩子的老师、教练和引导者。如果要说谁最应该保持心智清醒,那很明显应该是父母而不是孩子。所以在和 ADHD 孩子的沟通中如果发生争执与对峙,父母需尽可能地保持冷静,必要时不妨先离开,到另一个房间休息一会儿,照顾一下自己的情绪,重新找回对自己的掌控感。当孩子的情况变得糟糕,或者没有按照预期的方向发展时,别过分自责或轻易就认为自己不是一个好爸爸、好妈妈。所有的父母都有管不住自己孩子的时候,这并不意味着我们就不是好爸爸、好妈妈。更重要的是,我们有自我觉察和反思的积极努力,并且有意愿下次做得更好。

如何用积极的正反馈来塑造 ADHD 儿童的良好行为

由于症状的影响,ADHD 儿童常常会在生活和学习中得到许多负面评价,但孩子的行为往往不会因为负面评价而改善,反而会在这其中不断体验到沮丧和挫败。与此同时,当 ADHD 孩子面对的事情枯燥无聊而且也不太会得到奖励时,常常就容易分神去做别的事情了。如果想帮助 ADHD 孩子坚持做一件事,不妨在任务执行的过程中设置积极的正反馈,让孩子的行为和执行任务的过程变得更有获得感和价值体验,而且父母和老师及时给予的正反馈,能让即使在怒火里的孩子,也因为直接听到了大人的认可而有所获益。及时的正反馈对强化和塑造好行为很有帮助。

首先选择最想培养的行为,通过描述来强化和促进这个行为,例如看到 ADHD 孩子出门前所做的行动后,告诉他:"你在出门前 5 分钟就自己收拾好了背包等物品,真是太棒了!",注意反馈要及时,这意味着当我们注意到孩子成功表现出某个目标行为后,要立刻让他知道,有助于强化孩子对自己行为的理解和认知,推动这个好行为强化和固定下来。另一个要注意的是,如果孩子犯错了,先指出他做得好的点(哪怕只是很小的细节之处)。比如,当你看见他和弟弟一起玩得很好(在争吵之前)时,当他开始做作业(还没有抱怨)时,就告诉孩子,你看到的这些好

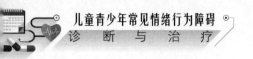

的行为表现。

另外要注意的是,在通过赞扬的方式给孩子正反馈时,应避免苍白模糊的赞扬,例如:你考得"很好",你"真棒"……这些模糊的好词听上去的确很好,但孩子并不知道自己哪里做得好,因为什么而棒,下次怎么做能再次获得这样的赞扬……这样模糊的赞扬还会对孩子的长期的动机造成破坏。此外,关注具体结果的赞扬比如成绩、胜利等,亦会破坏儿童的长期努力,让ADHD儿童受挫,毕竟症状困扰着他们,成功之路障碍重重,好的结果并不会频繁稳定地发生。我们可以练习针对孩子行为过程的、具体的赞扬,这样同样也会强化行为,让孩子知道自己哪里做对了,下次才能复制这样的好行为,再次获得赞扬。比如上文我们可以给孩子说:"没有提醒,你自己提早开始准备书包等物品,这样我们就能按时出门了,真是太棒了。"而非简单地说"你行动真快"。而且针对过程而不是结果,能增加你给孩子赞扬的机会!

如何使用奖励来激励 ADHD 儿童改善行为

父母改变 ADHD 孩子的不良行为时,应该是"只示范、不纠错",不反复解释这个行为有多差、为什么差(纠错),而是要明确具体地向孩子说明,何种算是积极的行为并且最好演示或合作练习一下(示范)。然后,父母可以用表扬或者赞美的方式给予积极反馈,注意正反馈要及时、具体、聚焦具体的过程和行动的努力。但不要期待这样做会一直有效，因为有些时候，单纯的表扬并不足以激励孩子坚持一个好行为，所以往往需要使用额外的利益作为奖励，或者使用预先商定的规则，让ADHD儿童通过遵守这个规则来赢得奖励(通常是代币或积分)。

使用奖励的策略与前面的正反馈一样，还有一个原则是及时。无论给予孩子什么形式的反馈，越快做出反应，对改变他们未来行为的作用就越大。举个例子，一般情况下ADHD儿童无法和小朋友好好玩，父母可以在孩子跟同伴玩耍时保持警觉，一旦看到孩子表现出合作、分享以及友善的行为，就应当立即给予奖励(或代币、积分等)。与此相似，当孩子欺负他人或者出现破坏性的行为时，也应当给予他们轻微的即时负反馈，可以清晰地告诉孩子(不是冲他们高声呵斥)：刚才做的事情是错的，然后取消孩子那天得到的某一奖励，或者拿走一些在预定规则中获得的奖励筹码。并再次提醒他们正确的行为是什么。

在给予奖励的时候，也需要注意频率。给予ADHD儿童反馈和影响，不但要即时快速，而且要保持一定频率。因为即时的奖励或正反馈是很有帮助的，但经常给予正反馈和影响，则效果更好。举个例子，一个完成家庭作业有严重困难的ADHD孩子，与其等他最终完成所有家庭作业再表扬和奖励，或者是因为他几个小时都没做好最后得到惩罚，使父母和孩子都很挫败，不如改为：孩子每做出一部分的数学题，都能得到积分，若干积分累积起来就能得到一次奖励。同时，要为完成所有的家庭作业设个合理的时间限制，比如20分钟，到了规定时间每一道没有完成的题目会被扣掉一个积分。当然，奖励只是手段不是目的，奖

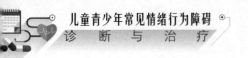

励和扣罚弄得太复杂或太频繁,也容易让孩子感到恼怒和烦扰,并让父母也倍感疲劳。父母应当更加弹性地来使用奖励技术,没有一以贯之的标准,父母和孩子都需要通过不断的实践、总结、调整、再实践,来找到最适合自己孩子的方案。

如何对 ADHD 儿童进行惩罚

日常管教中,惩罚可以说是有些父母使用最频繁的方式之一了。但要知道,对于偶有不当行为的孩子,惩罚一般来说能收到效果,孩子也不会因为频繁的行为偏差而受到惩罚导致不良心理后果。但对受各种症状困扰的 ADHD 儿童来说,惩罚常常无法收到良好效果,因为这些孩子发生不恰当行为的频率非常高,他们会因此得到大量的惩罚,这不仅对改变行为收效甚微,还容易导致 ADHD 儿童的怨恨与敌意,最终让这些孩子逃避父母管教甚至反抗父母管教。

如何对孩子进行惩罚? 一个首要原则是:不要一上来就使用惩罚。父母需要反复地提醒自己:我的孩子已经受到其他人太多的斥责、拒绝和惩罚了,他们并不理解孩子的困扰,孩子真不需要再从我这里得到更多的惩罚了。所以在给予惩罚之前,先给予正反馈(表扬、奖励),理由很简单:想要改正孩子的一种不良行为时,首先要确定取代这一行为的积极行为是什么。从鼓励和奖励开始你的计划,告诉孩子你希望他做什么,而不只是他不应做什么。当孩子不清楚什么事是你期待他做的时,可以给孩子做示范。当孩子做出了积极行为时，就给予表扬和奖励。只有当你对孩子新的行为连续奖励至少数日到一周之后，才能开始对他们相反的、不被接受的不良行为实施惩罚。从一些轻微的惩罚开始，比如取消一个小特权或特别活动，或者给予短暂的暂停惩罚。还要注意保持惩罚和奖励之间的平衡，一般每给予2~3次奖励或表扬，给予1次惩罚。要注意：惩罚需要保持一致性，也就是只针对某一特定的不良行为，不要惩罚孩子做错的其他事。

如何给 ADHD 儿童的行为管理设定目标

在执行一项大的工作中，我们常常是要设定一个大目标，然后将目标分解，确定达成该目标所需的具体的、更小的中间步骤。比如我们准备要跑马拉松，但是过去没练习过，我们不会在一开始就设定一个跑42千米的目标，而是从一个短的、当前能接受的距离开始，然后再逐步增加。每次设一个跳一跳就够到的目标并坚持长期小步子走，能让我们在这个循序渐进的过程中不断靠近最终目标，而不是一上来就被打垮。

管理 ADHD 孩子的行为，可以说是一个系统工程，这同样需要我们把大目标分解设置为渐进的小目标，一次选择一个行为做针对性的处理。比如我们把"准备上学"作为一个大的行为目标，那么接下来就要设置更小的、具体的、易于执行和可能达到的小目标，第一个目标可能是让孩子自己穿好外套。等这个

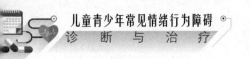
目标实现之后,加入另一个常规比如自己检查要带去学校的物品,等等。每次只前进一小步,但是要坚持不懈。在监测目标执行情况的时候,不妨把时间拉长,与其分析每天的进展如何,不如每周或每月评估整体进步情况。这样更容易看到行为的进步,提升父母与孩子的信心。

除了分解细化目标,还要注意避免一次设定多个目标。因为孩子的 ADHD 会对家庭生活的很多方面都造成影响,父母常常有很多想要改变的地方。但期望自己能一次性处理多项事务,反而会使目标看起来毫无实现的可能。在一段时间内,专注于几个具体、清晰、可执行并且可实现的目标,能帮助父母和孩子持续体验到成功的获得感,保持克服困难的动力。如何选择要改变的行为,又不至于过早或反复被挫败呢?可以设定优先顺序:希望孩子在学校的表现有所改进、希望孩子不需要那么多提醒、希望孩子不要花那么多时间玩游戏……把这些希望都写下来,然后根据这些行为对生活的影响程度、可改变的程度等,做个筛选并排序,把计划的重点放在重要且急迫的事上,然后再按照优先次序去执行。

如何给 ADHD 儿童更有效的指令

给 ADHD 儿童下指令或命令时,帮助孩子更清晰地接受、理解我们的指令,这才有可能做出我们期望的好的行为。

首先要严肃认真地对待命令,不要下那些不打算坚持或根本无法贯彻到底的命令(比如:不要再玩游戏了)。聚焦于几个命令,比一次给孩子很多个命令,但其中一多半都无法贯彻到底要好得多。大多数 ADHD 儿童只能同时服从一个或两个命令。如果想要孩子完成的任务有些复杂,那就将任务分成几个小步骤,一次让孩子完成一个步骤。

在给孩子指令的时候,不要以发问或请求的口吻,如"该吃饭了,去洗手好吗?",用简单、直接、像在商务场合对话的口吻来下命令,如"该吃饭了,去洗手"。也不需要大吼大叫,只需坚定、直接地说出来。

下命令时,要确保孩子的注意力在你这边。所以最好与孩子有眼神交流。如果需要,轻轻将孩子的脸转向自己,来确保孩子在听并保持注意。除此之外,给孩子下命令前,要减少那些可能分散孩子注意力的东西。父母经常犯的一个错误是当孩子在看电视、打游戏、玩电脑时下命令,这时候下命令的效果常常是很差的,孩子的眼睛、耳朵、手指等感觉器官都在一件更有趣的事情上,很难指望孩子的注意力会被你的说话(通常说的还是令孩子不感兴趣的事)带走。如果父母不确定孩子是否已经听到或理解命令时,要求孩子重复命令,是确保信息有效传达的方式之一。

如何预防 ADHD 儿童在公共场合的不良行为 ⊂⊃—

ADHD 儿童的父母,对这样的场景应该不陌生:一家人在商场购物，ADHD 的孩子到处乱跑，随意地拿放货架上的物品，或者是未得到父母允许就做一些不合时宜的行为，一如既往地无视你一次又一次的威胁和命令……父母也因此变得不安、沮丧，难以迅速、清楚地思考问题，所以自然也找不到妥帖解决的办法。周围收银员或其他顾客的眼神，让父母变得更焦虑和无助……

在那些需要遵守更多行为规则的公共场合，ADHD 儿童常常会给父母带来混乱和压力感受，很重要的原因之一就是：孩子不知道在这些环境场合下，什么是正确恰当的行为，而父母也从未对可能发生的问题做好预测，也就谈不上制定解决预案。事实上，如果父母有意识地做一些准备，在进入这些环境前，跟孩子讲讲接下来几个小时里的计划安排，可能遇到的问题和应该怎么办，能显著减少孩子问题行为的产生。

如果父亲要带 ADHD 孩子去一些需要遵守更多行为规则的公共场合，不妨试试以下步骤。首先，在进入这些环境（如超市、饭店，或朋友家）之前停下来，简短明确地和孩子讲讲在这种情境可能会遇到什么麻烦，应对的规则是什么。比如，你要带孩子去办理公共事务的社区办事大厅，可以向孩子解释规则："待在我身边，如果感到无聊就看我们带来的书。"简单描述即可，不需要长篇大论的解释。然后要孩子复述一下规则。可以结合学习过的表扬和奖励策略，为孩子的好行为设置一些奖励——比如告诉孩子"办事预计要 15 分钟，如果能安静地看书或者坐着，办事结束后就可以去旁边便利店买个冰激凌"，当孩子遵守规则时，就能得到这些奖励。此外，也向孩子清楚地说明你可能会用到的惩罚措施,比如做不到的话,扣一些积分或失去某种权利。有了前面这些设置,每当带着孩子进入这些环境时,就记得遵循这个计划,并及时、快速地给予孩子正反馈。如果必须要给予惩罚,那么当孩子不遵守规则时要立即实施惩罚措施。

抑 郁 障 碍

○── 孩子情绪低落是怎么了

    琪琪正读初一,她跟妈妈说,近几个星期来,自己几乎天天感到难受想哭,对什么都提不起兴趣。妈妈带她到门诊看医生。琪琪告诉医生,自己这大半年来,虽然升入了心仪的中学,但常常感到前途渺茫,白天经常有一种难以忍受的郁闷和苦恼感受,觉得一切都不顺心,老是想哭,干什么事都提不起来劲,每次考试前,她一想到考试结果就会感到沮丧哭泣,对家人发脾气的情况越来越多。过去,琪琪对旅游、网球等都很有兴趣,现在不仅觉得索然无味,还常常懒得动。而且她觉得自己的胃口和睡眠都变差了,特别是睡觉,每天晚上躺在床上就常常在想自己以后的人生该怎么办,折腾好几个小时才能睡着,有时甚至整晚都无法入睡,夜间容易惊醒,天还没亮就醒。琪琪还告诉医生,她常常觉得自己很没用,有过好几次轻生的想法,多次想要"跳楼"。经医生的评估诊断,琪琪患了抑郁症。

    抑郁症也称为抑郁障碍(Depression Disorder),儿童青少年和成人一样可以罹患抑郁障碍,这是一种以持久的情绪低落、愉快感丧失、思维迟钝、行动减少为主要特征的情绪障碍,多伴有焦虑、躯体不适感和睡眠障碍,是儿童青少年常见的一种情绪障碍,通常呈现反复发作、慢性病程和功能受损的特点。

不过,儿童和青少年的抑郁症表现与成人常见的情绪低落、思维迟缓和意志行为减退的"三低"典型表现有一定差别,症状本身的特征和界限也不清楚,发作形式多样,抑郁情绪有时不典型,常常表现出悲伤和愤怒的混合情绪,而且有的表现为情绪低落,有的表现为焦虑或恐惧,有的表现为行为问题。虽然也伴有负性思维模式、兴趣丧失、躯体症状如动力缺乏、睡眠减少等,但由于认知发展尚不成熟,负性思维特征可能不突出。

要指出的是,儿童青少年的抑郁障碍与儿童的悲伤和不高兴有很大区别,不高兴和悲伤往往有诱发因素,所表现出来的情绪反应与诱发因素有关,且经历时间短暂。而儿童抑郁障碍除了抑郁情绪,还常常会对患儿的生活、社交和学习功能产生不同程度的影响,如果不及时干预治疗,则预后不良,患儿出现学业成绩差、社会功能缺陷、酒精和物质成瘾,甚至自杀行为的危险性增高。

情绪低落和抑郁障碍是一回事吗

情绪低落并不等于抑郁障碍,两者在发生原因、持续时间、严重程度和功能损害上,都有明显的差异。正常人会有情绪低落的表现,通常有客观不良的生活事件存在,在此生活事件刺激之后产生情绪低落,生活事件的性质可以解释其情绪低落发生的原因;情绪低落持续时间一般短暂,如数小时或数天,且不是

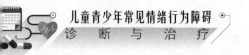

天天如此,更不是时时刻刻如此;经家人和亲朋好友的安慰劝解,低落的情绪可以好转;变换环境如外出旅游、逛公园或遇到高兴之事,可以冲淡不愉快的心情,或使心情高兴起来,也可能随生活事件的消失而情绪好转;一般随时间的推移,不快之情绪也日益淡化,通常不影响工作、生活、学习和社交;情绪低落也较少伴发其他症状,如认知障碍、躯体障碍等。

与上面的情况相比,抑郁障碍时,患者的病理性抑郁情绪缺乏客观的精神应激的条件,或者虽有不良因素,但不足以真正解释病理性抑郁的症状。抑郁发作时,患儿可以是在身处顺境,没有客观的不良生活事件而产生情绪低落,有时令人感到莫名,甚至连自己也找不出原因。抑郁障碍下,抑郁情绪可由社会或生活心理事件引发,但这些事件与抑郁的发生并无明显的因果关系,并且不因为事件的消除而情绪好转。从持续时间上看,抑郁障碍的情绪低落往往持续数周、数月,甚至不经治疗难以自行缓解,症状还会逐渐加重恶化。症状持续的时间往往超过两周,有的超过一个月甚至数月或半年。在严重程度上,抑郁障碍导致的情绪低落几乎天天如此,不经治疗难以消除,一般安慰劝解或疏导以及调整改变环境都难以改善;在情绪抑郁期间,高兴的事也不能使患者的情绪得到改善,他们往往对任何事都高兴不起来;随着时间推移,抑郁情绪也不会逐渐淡化,相反可能会日益加重;除了低落的情绪,患者还常常伴有明显的躯体症状如持续的睡眠质量差,体重、食欲下降,全身多处出现难以定位的功能性不适,检查又没有异常。在功能损害上,抑郁障碍常常程度严重,影响患者的工作、学习和生活,严重时甚至导致自杀行为。

哪些信号提示孩子可能患抑郁症了

近年来,成年期心理精神障碍有低龄化倾向,特别是儿童青少年抑郁症。但与成年抑郁症患儿相比,儿童和青少年患儿可能没有明显的抑郁,但他们还是会有一些异常表现。

情绪方面。明显的特征有持久的情绪低落且易激怒,烦躁不安,对很多事情都高兴不起来、对几乎所有的活动和娱乐都失去兴趣;总是觉得悲伤、无助、空虚等,甚至无故哭泣;对一点小事感到绝望、愤怒,易激惹,不受控制地发脾气,尤其是对父母,甚至摔东西、打骂父母。在情绪低落的基础上,常常会出现自我评价降低,产生无用感、无望感、无助感,认为自己干什么都不好或总比别人差,进而产生自责、自罪等想法。将一些生活事件比如过去的失败等过分夸大,并由此过分担心。严重时觉得自己是家庭的累赘,觉得未来没有希望,常常思考与死亡有关的主题。会出现自杀想法、自伤行为,甚至有自杀计划和自杀行为。

思维认知方面。抑郁障碍患儿的思维认知主要表现为思维迟缓,可能表现为注意力下降、记忆力下降;感觉思考缓慢,脑子不好使,记不住事,可以表现为主动言语减少,语速明显减慢,声音低沉,对答困难;学习很吃力,觉得上课老师讲的东西听不懂,思考问题困难,学习效率和成绩明显下降。成绩下降会进一步加重患儿的自责等抑郁情绪。

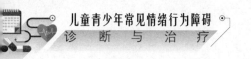

行为方面。精神运动性迟滞的患儿可表现为不愿意说话、浑身发懒、不爱活动或动作减少、行动迟缓,一些日常活动常常需要很长时间,严重者可能整日卧床少动;精神运动性激越的患儿主要表现为烦躁、发脾气、坐立不安、来回踱步、紧张、无法控制自己的行为等。

躯体症状是相对精神症状而言的,患儿可能表现为疲惫、缺乏活力和朝气;食欲发生变化,部分患儿表现为食欲差、进食减少,可有明显体重减轻;部分患儿表现为食欲增多、暴饮暴食,明显增重;睡眠障碍也是另一突出症状,表现为睡眠时间颠倒,失眠或睡眠过多失、白天睡而晚上不睡、睡眠中途易醒、早醒,异常嗜睡;此外,患儿还可能表现出多种躯体不适,比如躯体某部位疼痛、消化不良、胃肠道不适、心悸、气短胸闷以及其他不适,这些症状与许多疾病的症状可能类似,但患儿就诊后往往各项检查结果或检验指标都显示正常。

自杀意念和自杀行为是抑郁障碍最严重和最危险的一组症状。患儿喜欢谈论死亡,会感到生活中的一切甚至生活本身很没意义,感到死是最好的解脱和归宿,会制订自杀计划甚至反复实施自杀。

不同年龄孩子的抑郁障碍表现有差异吗

儿童处在快速生长发育的阶段,不同年龄段的儿童,在身体发育、情绪发育、认知发展、行为表现等方面,都有较大的不同,因此儿童在不同年龄段的抑郁障碍表现常常有所差异。

心理学家鲍尔比观察到了婴儿由于与照护者分离而发生抑郁的现象（不管分离多久）。研究者发现，抑郁情绪下的学龄前儿童，可能表现出活力和精力下降、不高兴、缺乏愉快感、食欲差、体重增长不良、存在睡眠问题、思维和注意力集中困难、自我评价低、在游戏或谈话中涉及死亡或自杀主题、哭泣。

儿童抑郁症通常都在较晚的阶段才被发现，因为大多数症状是内在体验，不像焦虑、注意力不集中或行为问题那样容易被识别。儿童期抑郁障碍典型的症状包括厌烦、对大多数活动丧失兴趣或快乐、疲乏无力或缺少精力、易激惹、情绪从伤心难过到突然愤怒爆发、不满意、逃学、回避社会活动，以及存在医学难以解释的躯体主诉如胃痛、胸闷、头晕、头痛等，虽然个体感受明显，但相关的检验检查结果都没有异常。有些主要表现为坐立不安、激越、注意力下降的儿童，可能让父母和老师误认为有注意缺陷多动障碍。

青少年期的抑郁障碍患儿，常常表现为持续悲伤难过，或者对生活和未来的感知悲观阴暗，可能表现为行为退缩、精力和动力缺乏、忽视外表、行动懒怠后动作迟缓；可能表现为对拒绝的高度敏感、自我评价低、注意力不集中、成绩下降、对课外活动兴趣下降、白天过度瞌睡或晚上过早上床睡觉；抱怨头痛、胃痛；社会和学业功能受损。青少年患儿与成人相比，较多出现行为问题，常见的有多动、不听话、不遵守纪律、冲动、打架、逃学、攻击别人等，有危险的或自伤的行为，有些患儿会在多个场合表现出明显的攻击、破坏甚至暴力行为。患严重抑郁症的青少年还可

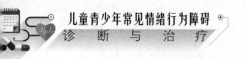

能出现其他问题,如违法行为、焦虑障碍、进食障碍等。值得一提的是,青少年的成长阶段,往往都要经历一段有压力的暴风雨般的时期,因此许多成人会把青少年的抑郁反应解释为"正常现象",这使得青少年的抑郁症状常常会被忽视,直到出现严重功能损害时才被觉察。

儿童青少年抑郁障碍有遗传因素吗

抑郁障碍是遗传及生物学改变、社会心理应激、个体特征等多种因素交互作用的结果,其具体发病机制目前虽未完全明确,但普遍认为其与遗传、生物化学、社会心理文化等多种因素有关,这些因素并非独立作用,而是彼此间存在交互关系,是互相影响的。

遗传学研究表明,儿童重性抑郁的发生与抑郁障碍或双相障碍的家族史有关。调查显示,儿童抑郁症中约71%有精神疾病或行为失调的家族史,家族内发生抑郁症的概率约为普通人口的8~20倍,血缘越近,发病概率越高。家系研究、寄养子、双生子的研究进一步揭示了抑郁症存在家族聚集性。有研究表明,父母中有人患抑郁症,其子女发病年龄早、且发生抑郁症的风险增加4~6倍,一般精神类障碍如焦虑障碍的风险性也增高。除了基因表达,母亲的慢性抑郁还可能通过催产素系统的遗传,对儿童社会功能产生负面影响。催产素是由垂体分泌的一种肽类激素,具有降低人体压力激素水平的重要作用。此外,一些药理学、神经行为和治疗学的研究结果表明,5-羟色胺系统和去甲肾上腺素系统可能参与了抑郁症的发病机制。近年来选择性5-羟色胺再摄取抑制剂(SSRIs)治疗抑郁障碍取得了较好的疗效,也进一步支持了这一假说。

抑郁有病理学机制并非"无病呻吟"

随着脑影像学技术的发展,研究者发现抑郁症患儿大脑中,与心境相关的大脑结构存在形态学改变,因此研究者提出了抑郁症的神经塑形假说。例如对儿童青少年的磁共振研究发现,早发性心境障碍患儿脑区的功能、解剖学功能、生化水平均出现异常,涉及的脑区包括边缘系统—丘脑—前额叶环路,以及边缘系统—纹状体—苍白球—丘脑环路。抑郁障碍下,大脑结构的变化也表现在海马体形态的变化上。海马部位是人类成年后神经发生的主要结构。实验动物模型、抑郁症患儿大脑形态学改变、抗抑郁药物治疗作用等方面的研究都提示,在抑郁症的发生发展和转归过程中,海马体等大脑结构出现了显著的形态变化。

一项针对抑郁症患儿的脑部影像学研究中,研究人员对情绪控制神经环路进行了分析,结果发现,不管是健康还是抑郁症的儿童,通过增加大脑前额叶认知皮层区域的活动,都能起到调节脑部情绪中枢的作用。但在处理消极境遇时,抑郁症患儿和健康人的反应明显不同。没有抑郁症的健康个体中,大脑调节

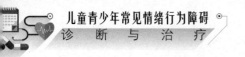
活动的强度高、情绪中枢的活动强度低，起到了用主观努力来调节情绪反应的效果。而抑郁症患儿调节情绪的能力存在缺陷，他们情绪中枢本身的反应存在着巨大差异，尤其是脑部深处的杏仁核区域，尽管大脑调节区域的活动很强烈，但杏仁核和其他情绪中枢的活动也很强烈，这让他们很难从消极情绪体验中恢复到平常状态。

这些研究表明，抑郁症患儿必要的情绪调节神经环路出现了功能上的缺损，导致调节情绪中枢的指令不能从大脑皮质顺利发送到杏仁核等情绪中枢。因此，健康人可以在认知能力的帮助下，通过自己的主观努力有效调节消极情绪。但对于抑郁症患儿来说，这些必要的情绪神经环路出现了功能缺损，患儿越是努力，情绪中枢杏仁核的活动反倒越强烈，这种功能缺损就显得越突出，效果就是他们越是努力调节，反而导致更强烈的情绪反应。

儿童青少年抑郁障碍的个体与环境因素有哪些

抑郁症的发生与个体特征有一定关系，长期研究的证据表明，有负性认知、看事物用消极的解释模式，对自我、世界和未来持有负性看法和强烈的自动思维的个性特点，可预测大龄儿童和青少年今后出现抑郁症状的可能性。认知理论认为，个体对自己或世界若持有消极信念，在遇到应激源（如负性应激性事件）时，会影响个体对应激和逆境的反应。抑郁症的患儿具有特征性的负性思维,常常遇事悲观,自信心差,对生活事件把握性差,对事情常常过分担心等,这些性格特点会使心理应激事件的刺激加重,并干扰个人对事件的处理,因此有这类特征的儿童青少年可能更容易患抑郁症,因为这些特点的儿童青少年,可能更容易罹患抑郁症。

父母关系紧张、亲子关系紧张、家庭环境不良,都是儿童青少年抑郁症不可忽视的因素之一。父母的婚姻关系不和谐、父母患有抑郁症等情绪障碍、存在物质滥用或酗酒等,容易导致子女患抑郁障碍及行为障碍、物质滥用等问题的发生风险也相应增大。不良的婚姻关系下,父母之间矛盾重重,很容易通过家庭关系三角化的机制导致对孩子的指责批评多、关怀少、冲突多、沟通差,亲子之间缺乏温暖和相互支持。这些不只是影响亲子关系,更是儿童抑郁的高危因素。此外,童年时期失去父母或父母离异、家庭暴力、父母对孩子过多或过少的情感投入、父母不重视孩子的内心体验,也都是儿童青少年抑郁的危险因素。

生活应激事件,较为激烈的如父母离异,父母去世,以及其他事件如搬家或生活环境突然改变、与好朋友分离、学习压力及考试失常、受虐待等,也可能引起抑郁发作,这些都得到了大量研究和文献的证实。周围人的丧失对抑郁症的发生起着十分重要的作用,特别是当这个人对儿童青少年来说非常重要时,常常引起儿童青少年强烈的矛盾情感,从而导致抑郁症的产生。遭受躯体虐待和性虐待是儿童面临最严重的伤害性事件,会增加其在青春期和成年后患抑郁障碍、焦虑障碍、进食障碍的风险。

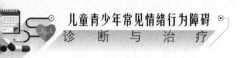

母亲抑郁与儿童青少年抑郁有关吗

　　不少关于母亲抑郁和儿童抑郁障碍相关性的研究都提示：儿童抑郁障碍与母亲抑郁症显著相关。母亲抑郁不仅给自身带来严重疾病负担，还对儿童心理健康存在短期影响，并在相当长一段时间内对儿童的心理发展产生负面影响，增加儿童各发展阶段罹患情绪行为障碍的风险。

　　母亲抑郁容易导致对儿童的消极抚养，在与孩子交流时，母亲通常反应不够敏感，不仅无法与儿童顺利进行积极的情绪交换，在情绪交流中常常表现为不配合，或者反应不一致，还容易导致儿童在成长中伴随较多的负面情绪且常常缺乏有效的宣泄途径。有研究表明，这种亲子间的不良情绪互动，将在不同程度上影响儿童的语言、认知、记忆、逻辑推理、社会功能等能力的发展。母亲抑郁症状越严重，儿童在情绪感知方面的偏差就越大，相比于母亲没有抑郁症的儿童，这些孩子更容易感知到悲伤的情绪，更可能表现出绝望、悲观和自我贬低。深入了解母亲抑郁对儿童心理健康的影响，对揭示儿童精神障碍的生成机制并积极开展预防和治疗，都有重要意义。

家庭养育方式对儿童青少年的抑郁有哪些影响

　　家庭是独立的社会系统，家庭成员通过生育、抚养、领养或婚姻等方式进入这一系统,且各自都承担着具体而明确的分工。正是家庭内部这种分工,才构成了最基本、不可替代的关系。

对青少年来说,家庭是其生活的主要及重要场所,对其成长有着不可忽视的影响。不同的家庭对子女的教养风格有所不同,大量的文献研究表明,父母对子女的过分干涉或保护、过多的拒绝否认和严厉惩罚、缺乏温暖理解等方式,过分干涉保护、过度偏爱被试、过多拒绝否认等,均是导致抑郁症发病的危险因素。可以从温暖和控制这 2 个独立的教养维度,把父母的教养风格分为 4 种主要类型。温暖、控制中等的父母,属于权威性教养风格,这种风格有利于孩子成长为自主、自信的个体,可以建立良好的同伴关系,获得良好的社会支持。缺乏温暖、控制严格的父母属于专制型教养风格,在这种养育模式下长大的孩子比较害羞,通常不愿意采取主动行动,更多的是服从。温暖但缺乏控制的父母,属于松散型教养,由于纪律管教松懈,孩子缺乏持久执行计划的能力,控制冲动的能力亦较为薄弱。缺乏温暖、缺乏控制的父母,属于忽视型教养风格,这种养育模式下,子女容易出现适应障碍。父母的不同教养风格对的儿童个性形成、情绪完善以及心理健康都有重要的影响。

生活事件对儿童青少年抑郁有哪些影响

根据生物—心理—社会医学模式,负性生活事件在疾病尤其是心理疾病的发生、发展、预后和转归中起着不可忽视的作

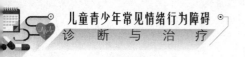

用。同样,生活事件以及相关的身心应激,是儿童青少年抑郁的因素之一。这里的应激不仅指生理上的反应,也包括心理上的反应。相关研究发现:负性生活事件作为应激源参与了很多疾病的发病机制,与个体的身心健康密切相关,负性应激事件通过改变神经内分泌、免疫代谢等系统的功能,造成个体的生理、心理障碍。

对成人抑郁症和负性生活事件的研究结果提示,成人抑郁症患者中几乎都经历过较严重的负性生活事件,而且频率相对健康个体而言高出很多。调查发现,青少年的负性生活事件主要集中在学习、人际交往、恋爱、亲人离世、父母离婚等方面。负性生活事件频率越高,青少年患抑郁障碍的风险越高;早期生活中发生的负性事件,会对个体持续影响的时间较长。

社会支持缺乏对青少年抑郁有哪些影响

社会支持笼统地说指来自他人或团体的经济、情感或心理等各个方面的支持。青少年所能获得的社会支持一般是来自家庭、朋友或学校,包括物质支持和情感支持。从另一个角度来看,社会支持包括主观和客观支持。客观的社会支持主要指个体所能获得的社会支持,可以来自家人、朋友、同事及某些团体的支持。主观支持主要指个体从家人、朋友、同事或社会团体中感受到的社会支持,受很多因素影响,同时并非所有社会支持都能被个体感受到。

无论个体是否遇到应激,社会支持都可以积极地、直接地保护个体身心健康,并且通过降低或平衡生活事件给个体带来的损伤,来保护个体身心不受伤害。因此,社会支持是人们应对压力的一种重要资源。青少年在成长过程中,面对生活中的各种应激无法独立应对时,会产生焦虑或抑郁情绪,而社会支持能给予青少年帮助,使其脱离困境。对高中生进行的调查研究发现,获得社会支持越低的青少年,自我评价也较低;而自我评价较高的青少年,往往有较丰富的社会支持,在遇到应激时能避免个体受到长期负面影响。当青少年无法充分利用社会支持来应对生活应激性事件时,就不能展现有效人际关系,容易体验到更多抑郁情绪。而且青少年抑郁症患者,不仅获得主观和客观社会支持的程度较低,他们对社会支持的利用度也明显低于正常人群。面对激烈的社会竞争和各方面压力时,个体若无法有效地利用资源来增强自己面对应激时的抵抗能力,就容易增加罹患情绪障碍风险。

如何诊断抑郁障碍

　　在 DSM-V 中,抑郁障碍的诊断为:

　　在同样的 2 周的时期内,出现下列症状 5 个或以上,且表现出与先前功能相比不同的变化,其中至少 1 项是心境抑郁或丧失兴趣或愉悦感。

　　1. 每天几乎大部分时间都心境抑郁,既可以是主观的感受如感到悲伤、空虚、无望,也可以是他人的观察如流泪。儿童和

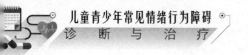

青少年可能表现为心境易激惹。

2. 几乎每天或每天的大部分时间,对于所有或几乎所有活动的兴趣或乐趣都明显减少,既可以是主观体验,也可以是观察所见。

3. 在未节食的情况下体重明显减轻或体重明显增加,例如一个月内体重变化超过原体重的5%,或几乎每天食欲都减退或增加(儿童则可表现为未达到应增体重)。

4. 几乎每天都失眠或睡眠过多。

5. 几乎每天都精神运动性激越或迟滞,由他人观察所见,而不仅仅是主观体验到的坐立不安或迟钝。

6. 几乎每天都疲劳或精力不足。

7. 几乎每天都感到自己毫无价值,或过分地、不恰当地感到内疚,甚至达到妄想的程度,并不仅仅是因为患病而自责或内疚。

8. 几乎每天都存在思考或注意力集中能力减退,或犹豫不决,既可以是主观的体验,也可以是他人观察。

9. 反复出现死亡想法,而不仅仅是恐惧死亡,反复出现没有特定计划的自杀意念,或有某种自杀企图,或有某种实施自杀的特定计划。

这些症状引起有临床意义的痛苦,或导致社交、职业或其他重要功能方面的损害。这些症状不能归因于某种物质的生理效应或其他躯体疾病。发作不能更好地用分裂情感性障碍、精神分裂症、精神分裂症样障碍、妄想障碍或其他特定的或未特定的精神分裂症谱系及其他精神病性障碍来更好地解释。从无躁狂发作或轻躁狂发作。

受年龄和认知发展水平的限制,儿童不能准确表达内心的抑郁感受,并常常表现出悲伤和愤怒的混合情绪。例如,既可以表现为不愉快、悲伤、哭泣、不愿上学、对日常活动丧失兴趣、什么都不想玩、想死或企图自杀,也可能同时表现为易激惹、不服从管教、对抗、违拗、冲动、攻击行为、拒绝上学或无故离家出走等,这些因素都导致儿童青少年抑郁障碍的识别率低,诊断难度大,因此需要更加仔细地识别儿童青少年的症状,以便做到早发现、早诊断和早治疗。

抑郁障碍的评估包括哪些内容

抑郁障碍是一种内在体验障碍,儿童青少年在抑郁障碍时很少自己主动求助,即使主动救助也可能由于认知和语言表达能力限制,使信息收集变得困难,这就要求父母、照料者以及其他成人(如教师)积极提供信息,医生通过单独或联合访谈形式来收集各种信息。在判断儿童青少年症状和功能状况时,通常需要结合发育水平来综合考虑。因此,对儿童青少年的评估所需时间要比成人长很多。

通常,抑郁障碍评估包括身体检查、对整体功能的评价、精神类并发症、心理社会和学业表现、负性生活事件、社会支持情况、精神病家族史、既往病史以及用药史、物质滥用史等方面。躯体检查和实验室检查也是诊断评估的重要组成部分,此外还需要排除药物、躯体疾病导致的心境异常。详细评估有助于医

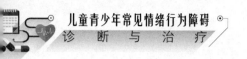

生和家长了解儿童青少年的功能水平、功能损害程度及范围。

评估的另一个重要目的是寻找导致或诱发这些症状及症状持续存在的遗传因素、生长发育因素、家庭环境因素、社会环境因素、应激事件等,同时也能积极识别和寻找儿童及家庭潜在支持性资源。在这个过程中与儿童及其父母建立信任关系,为下一步干预治疗打下基础。

抑郁障碍评估常用的量表有哪些

在临床心理咨询、心理治疗或精神专科就诊中,评估抑郁情绪的一种重要的方法是使用标准化量表。量表可粗略分为诊断量表、症状评定量表和认知评估问卷三大类。

诊断量表用于抑郁障碍的辅助诊断,条目相对较多,耗时也比较长。具体包括 DSM-V 配套的诊断用临床诊断检查、与 ICD-10(international classification of diseases, ICD,国际疾病分类)配套的神经精神病学临床评定量表(SCAN)、与中国精神障碍分类与诊断标准第 3 版(CCMD-3)配套的健康问题与疾病定量测试量表。

症状评定量表包括自评和他评量表。自评量表如儿童抑郁问卷(children's depression inventory, GDI),是根据成人的贝克抑郁问卷改编,用于测量 7～17 岁儿童青少年抑郁情绪的量表,是西方最早出现的儿童抑郁问卷。儿童抑郁障碍自评量表(DSRSC)主要适用于 8～13 岁的儿童抑郁临床评估。量表由儿童自己填写,有18个条目,量少且简单,文字内容和表述对儿童来说容易理解和完成。贝克抑郁量表(BDI)也是临床广泛使用的评估量表,有效性和内部一致性较好,能对抑郁程度定量。

他评抑郁症状评定量表包括:汉密尔顿抑郁量表(HAMD),这是目前临床上应用最普遍的抑郁症状他评量表。抑郁状态问卷(DSD)是与抑郁自评问卷(SDS)对应的检查者问卷,评定时间跨度为最近一周。当被试文化程度低或智力水平差,不能进行自评时,由检查者来使用和评定。

儿童青少年抑郁障碍的治疗方法有哪些

对于儿童青少年,抑郁障碍的治疗主要包括心理治疗和药物治疗。心理治疗适合轻度或中度抑郁发作的患儿,主要方法有认知行为治疗、精神分析法、行为治疗等。这些治疗方法重在和儿童青少年一起分析他们问题的来源,教他们掌握一定的技巧来应付那些可能诱发抑郁情绪的生活事件,通过自己的行动增加生活满意度,减少导致抑郁的行为。家庭治疗适合因家庭问题所致的抑郁,重在帮助家庭建立积极沟通方式和健康的家庭关系,通过调整养育模式,改进家长角色,减缓家庭成员之间的冲突等,增进家庭功能。对于低年龄儿童,较多采用的是游戏治疗或沙盘治疗方法。

心理治疗效果不佳时,则要采取药物治疗,药物治疗对重度抑郁障碍儿童十分必要。因为抑郁障碍会影响患者的生理生化

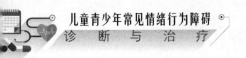

机制,而药物治疗有助于尽快、有效地控制和缓解症状。目前的
药物治疗证据显示,使用种类和剂量得当的药物,在短期内能有
效地缓解患儿的焦虑或抑郁。药物治疗应在临床医生的指导下
慎重进行并坚持规范治疗。在治疗中联合认知—行为治疗,让
情绪障碍儿童在服药的同时学习新的、更有效的处理情绪的方
法,并在成功停药之前学会管理情绪,对改善儿童青少年情绪障
碍效果确切。

抑郁障碍的认知行为治疗是怎样的

　　抑郁障碍的儿童青少年常常存在各种各样的心理应激和社
会问题,抑郁发作又进一步影响了患儿的学业、人际交往、家庭
生活。认知行为治疗(CBT)是一种主动、直接、结构性的方法,
是儿童青少年抑郁障碍最常用心理治疗方法,可以帮抑郁障碍
患儿减少症状,促进认知,改善功能,提高生活质量。在临床试
验中显示,CBT 应用于轻度和中度抑郁症,有与抗抑郁药同样的
疗效,已经成为轻中度抑郁症的标准治疗方法。
　　抑郁障碍患儿经常用消极的目光看待自己、生活和未来,常
常认为自己是"无价值的"、将来是"没有希望的",对周围环境、
内心世界的信息有错误解释(认知曲解),因此也常常对负性的
结果过度延伸、对不好的事情灾难化。CBT 是通过教会抑郁障
碍患儿特定的情绪调节技巧,改变患儿的认知曲解模式和行为
缺陷,来改善患儿当前的心境并预防将来的抑郁发作。

治疗的过程包含概念化、技巧训练和运用技巧、预防复发三个主要的环节。在整个治疗过程中，治疗师像"教练"一样与患儿合作，一起思考、收集有助于治疗的信息，改变导致抑郁的想法和行为，帮助患儿发展出应对抑郁的策略和技巧，并帮助患儿在现实生活中练习和应用这些技巧。在治疗师的指导和帮助下，患儿将学到的每一个技巧运用到现实生活中。在儿童青少年的治疗中，同时也指导父母和老师等其他重要成人角色，帮助患儿将所学的技巧运用到治疗以外的场合，并不断地巩固治疗效果，将学到的技巧熟练、灵活地运用。一般CBT需12～16次，一些病情严重、情况复杂的患儿需增加治疗次数。

　　心理教育和心理状况监测是CBT的内容之一。抑郁障碍患儿常常认为活动不会给他们带来快乐，觉得自己做事不会取得成功，即使是他们会做的事也是如此，因此也常表现为活动减少、社交退缩。心理健康教育旨在向父母和患儿传达抑郁障碍的疾病知识，再加上认知行为治疗来教会患儿监测自己的心境、想法与行为。一般常用"心境和活动日记"来指导患儿监测自己的情绪和活动，并向患儿解释活动是如何影响到情绪，同时帮助患儿看到他们惯有的想法（自动化的负性思维）通常是错的。通过鼓励患儿用打分的形式，在参加活动前后对自己的情绪进行监测，情绪评分1分为最低，10分为最高，并在治疗之外记录情绪的得分。

　　抑郁障碍患儿通常消极地解释遇到的情境，有明显的以偏概全、非黑即白、灾难化、过度推断的特点。他们习惯性地把某些事实要么过于放大、要么过于缩小，并且往往放大的是自身的

错误或不完美,夸大这些错误事件的重要性并做灾难化的解释,
而对于自己的优势或长处却会用缩小镜来看。例如:在老师要
求背书的时候,因为背错了几个字,这种灾难化的思维模式就会
自然出现并对事实进行歪曲和加工,认为自己明明会背竟然犯
错了,太可怕了,老师一定会在全班面前批评我,那我的面子就
没有了,同学也不会跟我交往了……这种消极地看待自己或周
围世界的认知方式不断影响着患儿的情绪和行为。CBT 中的认
知重构,重点就在于帮助患儿认识到这种"无益、无效"的想法会
导致心境低落,而"有益、有效"的想法可导致良好的情绪。通过
反复刻意练习,帮助患儿发展出更多现实中肯、积极有益的想
法,并在遇到压力事件或者情境时,运用这些有益想法。

　　抑郁症患儿有时会用冲动的方式解决问题,当他们与家人
或朋友发生争论时感觉会更糟。CBT 着重于增强患儿与他人的
沟通能力及解决问题的技巧,指导患儿如何主动地倾听他人、如
何用恰当的方式表达自己的感受、如何建立及维持人际关系,这
些都有助于帮助患儿摆脱负性情绪的恶性循环。治疗师还会教
给患儿以及父母一些倾听技巧,如使用点头、目光接触等非语言
方法,在说出想法前听清楚孩子的话、检查或解释某种信息,确
保对孩子准确的理解等,这些简单的原则可以帮助患儿促进与
他人的有效沟通,减少指责、打断、使人扫兴等不利行为,也增进
亲子沟通的和谐度和效果。很多抑郁障碍的青少年在社交技巧
方面有困难。他们往往表现出行为退缩、人际交往困难,CBT 中
的社交技巧训练则会通过示范和角色扮演来帮助患儿应对这些
困难,以此训练并提高患儿的社交技能。

抑郁障碍儿童的家庭治疗是怎样的

　　儿童青少年抑郁发作的绝大多数风险因素都与家庭相关，比如：父母患抑郁症，父母关系紧张、分居或离异，亲子冲突，身心虐待或创伤性事件等。有研究者总结指出，角色冲突、界限模糊、相互结盟、保守秘密等家庭结构失调现象，都是促成儿童青少年抑郁发生发展的因素。家庭治疗不是要追究"家庭导致孩子抑郁的责任"，而是对家庭成员提供心理教育和支持，让他们了解到儿童的疾病和家庭成员之间、家庭环境之间的相互关系，通过调节家庭成员之间的关系，建立更健康的家庭功能体系，帮助家庭成员应对孩子的抑郁障碍，推进治疗顺利进行。治疗师通常要收集信息来分析家庭现状，分析患儿所处环境中有哪些风险因素和保护因素，并在家庭治疗中减少风险因素，阻断家庭成员之间无效互动模式；增加保护性因素，在患儿和家庭其他成员之间打开良性沟通渠道，增加父母和孩子之间积极正性互动，让家庭成员拥有更好的互动经历，提高家庭成员对抑郁障碍的认识，重建家庭关系。

抑郁障碍的人际关系治疗是怎样的

　　人际关系治疗基于人际关系理论，强调积极人际关系对人心理健康的重要性,最初是针对非双相、不伴有精神病性症状的成年抑郁症患者的。近年来在此基础上发展出了青少年人际关系治疗(interpersonal psychotherapy for depressed adolescents, IPT-A),该方法被认为是一种有效的治疗青少年抑郁症的心理治疗方法。

在青少年时期,患儿与他们的父母有不同的预期时,可能会导致频繁的冲突和亲子矛盾,导致日益紧张的亲子关系,IPT-A旨在识别这些冲突,修正沟通或预期,使得冲突在一定程度上获得缓解。还有些患儿缺乏与家庭内外的人建立适当关系的社交沟通技巧,治疗目标是帮助他们减少社会隔离,鼓励他们建立新关系。

IPT-A的治疗以个别治疗为主,治疗频率一般每周1次,连续12周。在治疗的初期阶段,治疗目标是对青少年患儿和其父母进行心理教育,探索抑郁对青少年患儿产生了怎样的影响,青少年的人际关系和角色如何影响抑郁,明确患儿存在哪些人际关系问题。在初期阶段,父母至少要参加一次治疗,治疗师向父母介绍治疗方法,并了解有无影响青少年生活的重要事件和相关因素。初期阶段每次治疗开始,都需要对患儿进行抑郁症状检查及情绪评分。通过心理教育使抑郁症青少年了解到他们的抑郁和人际关系质量是如何相互影响,鼓励他们参加日常活动特别是学校活动并改善情绪。

治疗的中期阶段,主要目标是让患儿通过运用有效的人际交往策略改善情绪、学会自我管理和增强独立性,并在生活中实践新学到的人际交往技巧。治疗师可以通过角色扮演帮助青少年反复演练与别人交往的新方式和新应对策略,来改变其原有的行为模式。父母应积极参与患儿的治疗互动,为孩子提供将所学技巧用于交往实践的机会。

在治疗的后期阶段,重点是帮助患儿认识到在治疗中期阶段学到了哪些有用的人际交往技巧,促进其将这些技巧更广泛地运用到以后的生活和社交情境中;讨论是否还需要进一步治疗,并帮他们学会识别抑郁发作的迹象,预防复发。

家长如何正确对待患抑郁障碍的孩子

当孩子在经历情绪低落乃至抑郁障碍的时候,家长往往很着急,不知道该怎么与孩子沟通,有时明明是好心,却让孩子更加难过甚至反抗父母,怎么样照顾好"情绪生病"的孩子呢?

首先应当改变理念、改变不利于孩子心理发展的亲子关系和沟通模式。父母要做的不只是关心孩子,更重要的是学会理解孩子。沟通从心开始,要走入孩子的内心,避免专制的家长作风,特别是放弃认为家长都是对的、一切都是为了孩子好的想法。沟通常常首先不是摆事实讲道理,而是积极主动的倾听——睁大眼睛、打开耳朵、关闭嘴巴、充满耐心地听孩子的苦恼和困扰、内心的冲突和挣扎、对人事物的看法、对周围环境的失望……我们不一定要在实际行动上表示对孩子某些观点的赞同,但我们完全可以用积极的倾听去表达我们对孩子所处困境的理解并提供情感支持。切忌对孩子讲大道理,说诸如"你应该

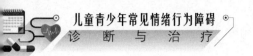

怎样怎样"的话,站在孩子角度,切实感受孩子面临的困难,给予孩子支持和理解。"通情"才能"达理",当我们与孩子有了更深的情感联结,孩子知道父母关心和理解他们,从内心深处感觉到父母是他最亲近的人时,才有可能听取父母的经验建议,投入与父母一起面对困难解决问题的过程中。

对孩子逐步放手。孩子逐渐长大,特别是青春期的孩子,开始有自己的思想、权利和自由,他们喜欢在同龄人中寻找欢乐和寻求认同,往往对父母过多的干涉表示反感,家长们应充分认识到这一点。对于孩子在学校与同学关系紧张的问题,应给予重视,尽可能与老师说明情况,取得老师的支持和理解,帮助患儿建立有效的社会支持系统,切忌一味认为是自己孩子的问题,或者一味认为是对方的问题。

帮助孩子做好药物、饮食、睡眠等生活管理。在孩子服药时应有家长看护,确保药物服下。避免孩子藏药或出现一次服用过量药物的现象。部分患儿出现食欲不振,通过调整饮食花样,少量多餐、多食易消化、高热量、高蛋白质、高维生素的食物来避免营养摄入不足。规律的作息是良好睡眠和情绪稳定的保障,睡前避免让孩子接触会导致情绪波动的书籍或影视作品,科学运动。努力为孩子创造一个愉快的生活环境。支持和鼓励孩子多参加集体活动,增进与同龄孩子的交往,丰富他们的精神生活,开阔他们的心理境界。

预防自伤自杀。抑郁的患儿有时会有自伤的行为甚至自杀的想法。对于患儿的自伤自杀言语不能掉以轻心,不能认为孩子只是吓唬父母而失去警惕之心,应认真对待孩子的负面情绪,认识到对孩子来说,这种内心的痛苦体验是真实存在的,采取自杀和自伤行为并不是为了要结束生命,而是还没有找到合适的宣泄自己痛苦情绪的方法,此时需要专业心理治疗师帮助家庭一起来面对困难。

父母除了帮助孩子树立疾病可以治疗的坚定信心之外,也要做好自我心理调适。面对孩子的抑郁家长有各种焦虑和担心,这很正常。家长要敢于面对孩子的情绪问题,既不忽略也不过度敏感,准确判断孩子的情绪属于正常反应还是异常。

日常生活中如何帮助调整抑郁情绪

虽然每个人都会在某个时候经历"郁闷""难过""烦躁"之类的情绪低落状态,然而持续性的抑郁状态不仅会影响人的身体健康,还会影响对他人的感觉、思维和行为。了解一些能帮助缓解抑郁情绪的方法,能帮助孩子在日常生活中调整情绪。

● 遵守生活秩序,从稳定规律的生活中领会自身的兴趣。

● 即使心情烦闷,仍要留意自己的仪容外观,身体要保持清洁卫生,不穿邋遢的衣服,房间及时打扫干净。

● 主动吸收新知识,建立挑战意识,学会主动解决矛盾,并相信自己成功。

● 拓宽自己的兴趣范围,尝试以前没有做过的事,积极地开辟新的生活园地使生活更充实。

● 即使在抑郁状态下,也不放弃自己的学习和工作。

● 不要将自己的生活与他人的生活比较,对待他人的态度要
因人而异。

● 与精力旺盛又充满希望的人交往,将日常生活中的美好的
事记录下来。

为什么青少年会发生自伤行为

20 世纪七八十年代在英美两国开展的研究发现:个体焦虑
水平与社会变迁速度呈正相关,社会变迁越快,个体的负面情绪
越多,心理健康状况越差。近年来,我国经济快速发展和社会剧
烈变迁的过程,也给个体带来了一系列的情绪与行为适应的问
题。处于生理心理快速发展阶段的青少年,也同样面临巨大挑
战,一个突出现象就是自伤行为在青少年人群中发生率越来越
高,在青春期达到顶峰。自伤行为在青少年中发生率高,主要是
由生物和环境两方面因素共同作用导致的。此外,负性生活事
件也常常与青少年非自杀性自伤行为呈显著正相关。

在青春期,个体承受着来自生理、心理和社会等各个方面的
压力,同时还要解决内心自我构建的问题,发展心理学用“暴风
骤雨期”来描述青少年的这一发展时期。这一时期是个体由儿
童向成人过渡的时期,也是人生发展历程中最具有特色的阶段
之一,个体的心理跌宕起伏、充满矛盾与冲突的发展特点。青春
期的特点首先显著体现在生理水平上。受遗传影响,青少年的
激素分泌开始明显变化,在生理水平上促进个体的各功能突飞

猛进。在心理水平上给青少年带来了强烈感受,青少年喜怒无常的情绪常与青春期激素水平的变化有密切关系。此外,青少年这种"疾风暴雨"似的变化还来自包括大脑的重要变化。青春期大脑皮质持续发生着对未使用的神经突触的修剪,各种刺激使神经纤维生长和髓鞘化加速,不同脑区间的联结加强,额叶与其他脑区的联结加强使信息传递更快,大脑的种种变化和发展增强了个体的注意力、计划性、信息整合、自我调节等能力,也使得青少年对压力事件的反应或对愉悦事件的体验都更强烈。

在环境方面,青少年发展相关的家庭环境、学校环境、同辈交往情况是主要影响因素。有研究者历时 3 年对 859 名初中生开展了追踪测量,分析了亲子关系、同伴关系、师生关系这 3 种青少年重要人际关系对抑郁和自伤的影响。结果发现:父母心理控制是青少年早期抑郁和自伤联合发展轨迹的风险性因素;而同伴接纳是青少年早期抑郁和自伤的保护性因素。在家庭中,不乏青少年正常情绪表达长期被忽视、否定甚至被惩罚的现象。比如在学校被同学欺负了而难过,家长可能会说:"这也不是什么大不了的事,把心思放在学习上,学习好了还有谁会欺负你?!"还有的情况是,在青少年遇到学习压力时,成人未能了解青少年实际遇到的困难,只是过度简单化地来回应他们,也容易让他们感到挫败。比如考试考砸了,青少年感到内疚自责或担忧焦虑,家长或老师可能会说:"下次再努力,你会做得很好的""少打点游戏,少刷点手机,成绩就提上来了"。这样过度简单化的指导并没有教会青少年学习如何面对痛苦感受,也没有帮助他们学到如何科学地设定学习目标、如何建立有效的学习行为,

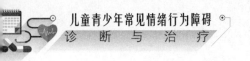

反而还会让他们陷入自我否定中。

　　长期不敢、不愿意、也不知道该如何表达情绪，促使青少年的情绪表达方式不断强化升级。在重重困难和压力之下，内心痛苦情绪无法诉说也难以承受时，青少年会采用比儿童期更消极的手段来表达强烈的情绪，往往也容易出现伤害自己的冲动。青少年自伤的方式有多种，常见的有用尖锐器物戳伤或割伤四肢等身体部位，还有烧灼、撞头、掐或抓自己、吞咽危险物品等。这种自伤能将困在他们内心的痛苦，通过身体传递并释放出来。此外，部分青少年能从自伤中获得一些相对好的感受，比如获得控制感。在他们对一切都感到不如意时，发现身体还是自己的，是唯一可以自由地、完全地由自己把控的。有的青少年常常会感到麻木、空虚，无法体会到自己的感受，自伤行为给他们带来的疼痛感让他们感到自己还存在、还活着。自伤行为往往也是青少年以一种极端方式来让周围人看见他们、理解他们的方式。

　　青少年自伤的目的虽然不是结束生命，但频繁、极端的自伤行为会导致身体残障和广泛、持久的情绪失调。大量研究显示，抑郁与自伤不仅会严重损害青少年的生理与心理健康，更为致命的是，两者均是青少年自杀行为的显著预测因子。

有自伤行为的青少年如何帮助自己

　　当青少年发生强烈的情绪波动或感到压力困难之时，不要过度责备自己。试着停止自伤行为，关注自己的内在感受，试着对此保持开放态度:看到自己一直承受的痛苦,试着问问自己:此时此刻,我能做些什么? 如果我继续选择自伤,将给我带来什么? 这是否与我想过的生活是一致的? 如果不自伤,我还能做些什么让自己挺过去? 除了使用呼吸练习、正念静坐、肌肉放松等方式来照护自己和安抚情绪外,也可以从以下几个方面来帮到自己。

寻找并学习正确的方式来宣泄负性情绪。当出现负性情绪时,应当"疏"而不是"堵",所以不用刻意控制悲伤,找一个安静地方大哭或大喊出来,也可以在日记里宣泄,这些方式都能让悲痛、紧张、恐惧、压抑等负性情绪释放出来,对减弱负性情绪给人带来的压力极为重要。也不要害怕哭泣流泪,流泪是人体的一种自然机制,并不意味着懦弱,反而可以释放压力,可以把负性情绪及其产生的有害物质排出体外。与此同时,我们要记着,自伤不是唯一缓解压力的方式,我们还能找到更多方法,并且通过反复刻意练习,让我们在情绪还没有到达痛苦高点时,就开始安抚自己,减少对自伤行为的依赖。日常生活中的许多活动比如抱抱玩偶、洗热水澡、画画、慢跑、跳舞等都可以,特别是那些自己感兴趣的活动。如果想用疼痛或流血来减少心理的空虚和不真实感,可以试试握一块冰块在手里,感受手部皮肤明显的温度变化,同时注意控制时间以免冻伤。如果感到委屈想要倾诉,试试找身边亲近的小伙伴或其他人聊一聊,也可以写一封信。如果很难向家长或者其他人表达内心感受,用文字或日记记录下来也是很好的表达方式。文字或日记是我们独立的、私人的世界,不需要华丽辞藻也不需要有所顾忌,我们在这里可以畅所欲

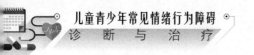
言,甚至在文字里为所欲为。当内心的伤痛和涌动的情绪,通过这个出口流露出来后,情绪的张力也能逐渐降低下来。

体育锻炼不仅有助于提高注意力和自控能力,还能有效降低抑郁、焦虑、愤怒等负性情绪,也是良好的自助方式之一。瑜伽、乒乓球、跳绳、骑自行车等锻炼方式都可以,重点是选择自己喜欢并且容易坚持下来的,从小练习开始,能多做一点就多做一点,反复练习,逐渐养成习惯。

当感到实在难以支撑的时候,记着一定要寻求帮助。向家长、老师、朋友寻求温暖及排解痛苦的建议,还可以寻求精神科医生、心理治疗师的帮助。专业人士更能理解你的感受,也能帮你走过这段痛苦,一点点努力回到正常生活轨道。

面对孩子的自伤行为家长如何提供帮助

青少年自伤是成长过程中长期被忽视、被拒绝、被指责后,内心的孤独无助、失落失控、悲伤绝望等负面感受不断积累所导致的。这些说不出的痛苦感受,由于不被看到、不被接纳、不被认可,成为最难忍受的痛苦。有自伤行为的孩子就像被困在痛苦的迷宫里,在一次次寻找出口的路途中,他们身心俱疲、伤痕累累。身为父母,该如何帮助自伤的孩子呢?

家长首先要调整自己的心理状态,快速整理心情、接受现实、接纳孩子的现状,不过度自责,耐心积极地寻找解决问题的正确方法。家长发现孩子自伤后,内心常常会经历一个从震惊到内疚到焦虑再到烦躁的情绪变化过程。震惊是因为感到困惑不解，没想到自己的孩子会出现自伤行为；而后又开始内疚，认为是自己粗心疏忽或者哪里做得不好，才导致孩子出现自伤行为；进而转为焦虑，担忧孩子的未来，更害怕孩子会因此自杀；然后是密集的鼓励开导，希望孩子能改变行为停止自伤，如果孩子没有改变，家长可能会变得烦躁，认为孩子是"无病呻吟"，放任孩子自伤甚至恶语相向。所以，家长要想支持帮助到孩子，自己的心理调适很重要，否则不利于孩子情绪行为问题的解决。

父母是孩子非常重要的"他人"，对孩子的情绪发展与调适有重要作用，因此，与自伤的孩子沟通要掌握原则。前面说到，父母心理控制是青少年早期抑郁和自伤联合发展轨迹的风险性因素。研究同样也表明，家庭情感温暖是减少青少年自伤行为的重要保护因子。当孩子出现自伤时，父母要避免说教、批判、训斥，因为这只会把他们推向更痛苦的漩涡。试着去理解孩子：他们自伤的深层次原因不是要伤害自己，是因为他们内心的痛苦实在难以忍受，除了伤害身体外，他们想不到也得不到更快速、更有效的办法来缓解内心痛苦，他们的痛苦需要被理解和被看见。所以在和孩子沟通的时候，试着陪伴孩子，给孩子安慰和拥抱，帮孩子处理伤口、找绷带或消毒液。这并不是鼓励他们这么做，而是表达你对他们的关心。

解决孩子自伤问题的关键，不仅仅在于消除自伤的行为，更重要的是看到行为背后根本的情绪和需求。自伤的孩子，其背后的痛苦往往是来自未被满足的心理情感需求。因此家长在与孩子交流时，要保持开放的态度。停下来、慢下来、放下评价，耐

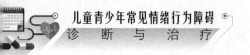

心地、持续地倾听。无条件积极倾听非常重要，了解孩子内心的想法，试着去感受孩子发生自伤行为时他们经历了什么？他们的想法是什么？他们有怎样的情绪？他们的身体是怎样的难受？他们在自伤行为之前已经做出了那些努力？自伤行为的那一刻对他们而言有什么功能和意义？父母要试着去理解他们，努力看到孩子在这些痛苦背后的需求，并把这种理解传递给他们，这种理解能给予孩子很多内心的能量。始终记着：孩子缓解痛苦的心理需求没有错，情绪也没有错，我们虽然不支持孩子用自伤来缓解痛苦的行为，但我们能理解并接纳孩子那些复杂痛苦的情绪。除了理解，家长还可以帮助孩子学会采用其他健康的行为方式来缓解痛苦。可以和孩子一起达成减少自伤行为的协议，建议孩子将自伤工具（比如剪刀、刀片等）交给家长或其他信任的人保管。帮助孩子学习其他缓解情绪痛苦的行为，并鼓励孩子出现自伤冲动时告诉身边人，在他人陪伴下度过痛苦的时期。

面对青少年的自伤行为，家长需要充分重视和及时处理。因为自伤者发生自杀的风险较其他人高。青少年自伤行为可单独存在，也有 40%～60% 与青少年精神障碍伴发，包括抑郁障碍、双相情感障碍、创伤后应激障碍、分离转换障碍、进食障碍、强迫障碍等相关。有时仅靠家长个人的力量往往是不够的，需要带孩子尽快到精神专科或心理专科就诊。无论哪种情况，均需要专业人员的系统干预，让医生对孩子精神状况及自杀风险进行专业评估，明确诊断，制定治疗方案并且规律复诊。

和孩子一起面对自伤，不是个一蹴而就的瞬间，而是个曲折反复的过程。在一段时间内,家长也需要和医生、老师,甚至更多人合作,来帮助孩子度过这段特殊时期。如果青少年能在"自伤"这场危机中寻找到安抚自己、缓解痛苦、宣泄情绪、获得帮助的办法,那么危机就是转机,是成长的契机。如果家长能在孩子自伤的危机中科学认识、冷静应对,并以此作为加强亲子沟通的桥梁,就能实现双方的共同成长。

焦虑障碍和广泛性焦虑障碍

儿童青少年常见的焦虑障碍有哪些

焦虑是个体对压力的正常反应,是儿童青少年情绪中最常见的一种类型。不同年龄段有不同的表现,并非所有的焦虑都是焦虑障碍。例如,在刚出生时,婴儿害怕巨大的噪声;4月龄左右的婴儿开始对人形成稳固的依恋,并对其他陌生人或陌生的环境产生害怕,这些担心和害怕是具有生存价值的,是个体正常的、适应性的反应。但只有当这种担心和恐惧超过了正常范围,以至于影响儿童的生活、社交、学习等功能时,就不再是正常的具有保护性作用的情绪表现了,这就可能成为情绪障碍。

焦虑障碍是一组以不安和恐惧为主的情绪障碍,常常是不现实的、先占性的情绪反应,伴恐惧不安的认知和自主神经活动亢进等焦虑性躯体症状。根据DSM-V的标准,焦虑障碍包括那些以过度害怕、焦虑和相关行为紊乱为特征的障碍。常见的焦虑障碍有广泛性焦虑、分离焦虑障碍、社交焦虑障碍(社交恐怖症)、特定恐惧症、物质或药物所致的焦虑障碍、其他躯体疾病所致的焦虑障碍、其他特定的或者非特定的焦虑障碍等。

儿童青少年常见焦虑障碍的表现是什么

焦虑障碍是儿童青少年是最常见的精神卫生问题,根据不同研究人群、不同评估工具与方法、不同信息来源(如自己评估、父母评估、教师评估)以及不同诊断系统,儿童青少年焦虑障碍的患病率有较大差别。但通常来说,儿童青少年中最常见的是分离性焦虑障碍和广泛性焦虑障碍,其次为社交焦虑障碍和特殊恐怖症。

在各种焦虑障碍中,个体均会体验到恐惧、害怕或担心并表现为主观的焦虑体验,如恐惧、紧张、烦躁。出现焦虑的外显行为,例如儿童变得不安、黏人、回避等。有时还有焦虑相关的生理反应,如头痛、心跳加快、胸闷、胃肠道不适等。

广泛性焦虑障碍(generalized anxiety disorder)是指儿童长期对很多事物产生焦虑的一种情绪问题,患儿有典型的焦虑表现,症状呈广泛性,病程为持续性。主要表现为对未来的事情、个人的行为与能力、社会可接受性等方面过分的担心与忧虑,对批评敏感,情感上容易受伤害。不同年龄的儿童表现不一样,12岁以上的患儿比12岁以下的患儿更多地伴发抑郁障碍或单纯恐惧症。年幼患儿更多地伴发社交焦虑或注意缺陷障碍。

分离性焦虑障碍(separation anxiety disorder)大多见于学龄前儿童,是儿童与有亲密关系的成人离别时,因为担心他们遭受意外或者怕他们不再回来出现的过度担忧、焦虑和惊恐不安。

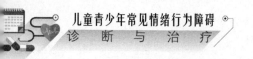

一般来说,低年龄的儿童的表现常常是担心灾难降临家人身上,故拒绝离开依恋的对象去上学。年长点的孩子更多表现为与亲人分开时的苦恼。青少年期常见的表现则是躯体化的症状和对去学校的抵触。

社交焦虑障碍(social sensitivity disorder)也俗称社交恐惧症,是在社会情境中产生的一种逃避、喜欢独处及害怕别人批评的不适当反应或情绪。儿童多表现为选择性地与熟悉的家人和同伴保持正常的交往,但对陌生人的持久或反复的害怕或回避,其程度超出了与患儿年龄相符合的正常范围,并出现社会功能失常。

儿童恐怖障碍(phobia disorder of childhood)也常被称为恐怖症,是儿童对日常生活一般的事物或处境产生过分的恐惧,而且持续的强烈恐惧情绪反应,已经超过了同年龄段儿童在实际情况下所可能有的反应,虽然反复安慰和解释但仍不能清除儿童的恐惧,儿童甚至回避、退缩,并影响到日常生活和社交。此外,学校恐怖症(school phobia)也是比较常见的,这是儿童因对学校有关人或事物的恐惧、学业失败、对学习的厌倦等,从而对上学表现出显著焦虑和恐惧,患儿可因焦虑烦躁而容易与同伴发生矛盾冲突,继而遭排斥,因此患儿不愿上学甚至旷课、逃学。

惊恐发作(panic attacks)是另一种与焦虑有关的情绪障碍,是指持续不超过10分钟的强烈不适和应激期,与非理性恐惧有关。这是一种急性障碍,病程为发作性,症状出现快,伴有明显的躯体症状如心率加快、出汗、颤抖、呼吸困难、恶心、头晕、头痛等,间歇期症状消失。造成儿童焦虑的原因目前还不完全清楚,但与个体生物特征、家庭养育环境、社会学因素等都相关。需要指出,儿童强迫症也常与焦虑有关,表现为反复、刻板的强迫观念或强迫动作,如过分反复洗手、反复检查自己行为、反复回忆自己刚做完的事等。患儿自知这些想法和动作是不必要和无意义的,但自己无法克制。

焦虑情绪都是不好的吗

焦虑是一种以显著的负性情绪、紧张的躯体反应,以及对未来的担忧为特点的情绪状态。在个体上可能表现为一种主观不舒适感、一系列行为反应(例如,看上去忧心忡忡、担忧、烦躁不安),也可能是某种源自大脑生理反应和反射性心率上升或肌肉紧张。

焦虑是对潜在威胁不可控的情况而做出的情感反应,有对未知危险预警的功能,作为一种指向未来的情绪,它通常会带来两种行为反应,应对或是回避,也就是要么"迎难而上",要么"拔腿就跑"。焦虑情绪是人体"古老而天生的警报系统",我们祖先在预感到野兽威胁时,焦虑会自动出现,让他们在最短时间内做出战斗还是逃跑的选择。不管选择哪种方式,都一定比毫无反应来得安全。

焦虑情绪在人类千万年的进化中被保留下来,必定有它的积极意义。虽然令人难受痛苦,甚至疲劳不堪,但焦虑情绪本身并没有任何问题,适度的焦虑对我们而言是有好处的,可以保护

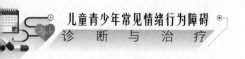
我们在威胁中尽量少受伤害,可以激发甚至提高我们在智力、体力活动上的绩效,促进我们的进步和成长。但是,过度焦虑就会严重影响到我们的日常生活、人际沟通、学习和工作。如果个体持久地(通常持续 6 个月以上)体验到过度的紧张、害怕或担忧,总是高度警觉,并存在一些回避行为,那么要警惕是否罹患了某种焦虑障碍。

哪些因素可能导致儿童青少年的焦虑

遗传生物学、家族史、生长发育史、家庭和社会环境因素等,都对焦虑的发生、发展有重要影响。遗传因素是不可忽视的基础之一。许多研究发现焦虑障碍具有家族聚集性。早在 20 世纪 80 年代,研究者就发现成人焦虑障碍患者的子女,发生焦虑障碍的危险性要比无焦虑障碍父母的孩子高 7 倍。

儿童个体的心理素质因素。每个儿童有先天气质特点,部分个体的气质特点与焦虑障碍有关。例如对不熟悉的环境出现过度行为抑制的气质特征,是儿童期发生焦虑障碍的危险因素。有研究发现,有行为抑制的儿童,回避性障碍、广场恐怖症以及其他焦虑障碍的发生率显著增加。

家庭环境因素。父母的教养模式、育儿态度、亲子依恋的类型等也影响着儿童焦虑障碍的发生和发展。许多研究提示,父母与儿童缺乏情感的交流,以及母亲对儿童的过度保护和严格控制,可能是导致学校恐怖的原因之一。心理学家将亲子依恋分为安全依恋及不安全依恋,其中不安全依恋包括矛盾型依恋、回避型依恋和混乱型依恋。总体而言,安全型依恋的儿童,往往具有较低的焦虑水平,父母对儿童缺乏关心照顾和温暖的情感反应,甚至在管教中采取责骂、体罚等方式,都容易导致孩子形成非安全型的依恋,从而导致社交焦虑障碍的发生。

社会因素则是更大范围的影响因素。社会事件的影响、贫穷、暴力、低文化水平都是已知的焦虑障碍的发生危险因素。多数流行病学研究都发现,文化水平低、家庭收入低的患儿中有较高的焦虑障碍发生率。

哪些家庭因素容易导致孩子焦虑

儿童焦虑障碍的家庭诱因主要是父母个体因素和不良教养因素。父母焦虑水平较高,常常易于对某些危险估计太高,因此不断地给子女劝告、威胁、禁令等,这些都在向孩子不断传递"周围的人、事、物很危险、你不能独自面对"等信息,这些会使孩子整天焦虑不安。此外,有时候父母会无所顾忌地告诉孩子家庭的经济问题、父母婚姻问题等信息,幼年的孩子常常无法理解这些复杂的问题,但却容易被父母焦虑、担忧的神态感染并产生焦虑。年长的孩子会因此感到无能为力,产生焦虑情绪。

父母过于苛求儿童的行为和表现也是导致孩子焦虑的重要因素。有时候,父母对孩子做的任何事都不满意,不断向孩子提要求,要孩子做得更多、更好、更完美,这些过高的标准,往往不

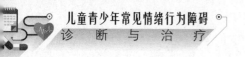
符合孩子这个年龄段的实际能力,孩子往往不会认为是目标设置超过了自己的能力范围,却可能渐渐开始对自己的表现不满意,为自己无法达到父母设定的标准而出现焦虑的反应。这并非是说不能给孩子设定目标,实际上,对孩子过度放纵,也可导致焦虑障碍。因为没有合适的限制,会让孩子缺乏边界感,不知道自己活动的界限在哪里,不清楚外界环境对自己的行为要求是什么,也不知道该怎样来提高自己,这些未知都会让孩子感到不安并引发焦虑反应。频繁的惩罚也是儿童焦虑的因素之一。由于经常被人否定,孩子会感到害怕。每当孩子不能完成预期的目标或任务时,对将要受到的惩罚就会感到焦虑。

父母的焦虑会对儿童产生什么影响

遗传流行病学研究显示,焦虑障碍具有家族聚集性的倾向,父母之一如患有至少一种焦虑障碍,则孩子发生焦虑障碍的风险会显著增加。若父母均患焦虑障碍,或者患有早发焦虑障碍,以及有严重的精神类障碍时,后代发生焦虑障碍的风险也会上升。

如果父母处于较高的焦虑水平,或者罹患焦虑障碍,可能会通过观察习得、信息传递和强化 3 种过程,影响儿童焦虑的发生发展。作为儿童的主要照料者,父母会在儿童的整个成长过程中为其提供大量的学习经验,因此孩子会通过观察他人对刺激的反应,在成长的过程中自然地习得恐惧。有研究表明,当儿童观察到父母恐惧的表现之后，他们也会产生恐惧的反应。另一种可能机制是信息的传递，父母向孩子传递与刺激相关的负面信息的过程中，使孩子习得了恐惧和焦虑，例如：母亲对孩子上学和学校一些事件担忧，而即便孩子没有去学校，也会通过母亲焦虑不安的语言、表情神态、行为等接收到与学校环境有关的焦虑信息。强化也是影响儿童焦虑感受的一种途径，高焦虑父母常常会过度关注孩子周围环境中的潜在威胁并过度采取预防性措施，这些往往会强化孩子回避环境和社交的行为。亲子之间的焦虑情绪也会相互感染，面对孩子的焦虑表现，父母常会本能地采取措施来保护孩子，甚至代替孩子来调节负面情绪，这样的反应也会加重孩子的焦虑体验，并强化孩子回避的行为。

父母关系对儿童青少年焦虑可能有哪些影响

对儿童青少年来说，父母冲突是应激性事件，会在不同程度上影响儿童心理健康水平，导致消极情绪产生以及对外部世界负性的认知模式，甚至焦虑障碍。

父母之间因各种原因产生的言语冲突甚至身体冲突和攻击行为，与儿童焦虑状态相关，而且可以观察到的是，父母之间冲突的水平越高，程度越激烈，孩子的焦虑水平往往也越高。儿童青少年情绪自我调节能力弱，在父母冲突之中，儿童青少年更缺乏精力来调节自身的情绪并控制自己的异常行为。这种状况从家庭分析的角度来看，会更清晰。

当家庭里两人关系(常常是夫妻关系)中有 1 人或者 2 人的焦虑达到一定水平时,就会在有意识或无意识下把焦虑情绪传递出去。家庭中两个成人之间关系紧张,若成人个体的情绪、认知、行为分化程度较好,可在两人系统内处理焦虑;若分化程度较低,常常拉入第三个成员(几乎都是孩子),通过这个第三者的介入,来转移两个人之间的冲突(比如父母争吵,一方对孩子说"你去告诉你妈""我们这样都是怪你爸爸"等)。这个减少个体或关系间压力,试图保持系统平衡的过程,就是家庭关系三角化的过程。当家庭企图通过关系三角化的方式来缓解冲突、处理焦虑时候,2 个人之间的冲突就变成了 3 个人的事情。

家庭关系三角化的后果是孩子被卷入其中并成为父母冲突的解救者:孩子一出现,父母就不吵了;孩子一哭父母就暂停争吵来关注孩子;孩子在中间左右调节,父母就算了……这样的三角化关系使父母两元关系中的矛盾始终没有正面解决,总是由第三方来调和,而在这个过程中,忠于家庭的孩子,也常常会通过让自己发展受限或者"生病"的方式,使父母的冲突转移到自己身上,进而维持家庭关系的稳定,以及家庭整体的存在。

令人遗憾的是,频繁地卷入父母关系往往让会让孩子消耗大量精力,而成长和发展是一件需要全力以赴的事情,未发育成熟的个体不断承受来自父母的焦虑和父母关系的消耗,自己的身心发展就会受阻。同时,孩子还常常会把父母间关系的破裂归因于自己的不足并为此而自责,或是觉得父母冲突带来了很大的威胁,孩子担心自己会被父母抛弃……各种不可控或不可预测的因素,给孩子带来极大的不安全感和不确定性,儿童便会因此表现出焦虑。不只父母冲突,父母婚姻破裂也是儿童焦虑的重要因素,在离异家庭中长大的儿童,比成长于完整家庭中的儿童更容易发生焦虑等内隐情绪问题。

个人特征对儿童青少年焦虑发生发展有哪些影响

每个孩子都有带有与生俱来的个性特点或者说气质特点。研究者分析了焦虑障碍与儿童气质特点的关系,结果提示,焦虑障碍的患儿,在不熟悉环境中,存在持续性的害怕和退缩的倾向,这种气质特征或倾向可称为行为抑制气质。这类患儿在儿童期的行为常常有抑制的特点,表现为对不熟悉的情境会产生害怕和退缩,并出现较高水平的交感神经反应表现,如喉咙紧缩、心率加快、瞳孔放大等,这类患儿在儿童期后期和青少年期发生焦虑障碍的可能性较高。个体认知的模式也同焦虑的发生发展有关。认知行为模式认为:个体会在他们的儿童青少年时期,学习到可能导致功能失调的思维、情绪和行为,从而发展出焦虑障碍。研究表明,焦虑障碍患儿存在认知偏向,与对照组相比,他们可能会过度关注与威胁相关的刺激,过高估计环境变化给个体带来的危险。此外,自我评价低与焦虑、神经质及抑郁的情绪或情绪障碍相关。自我评价较低的方面,也与某些特定类型的焦虑障碍对应,比如对自我社交能力的过度否定,预示着较高的社交恐怖症发生率;对学习能力的否定和不自信,更易导致个体出现学校恐怖。

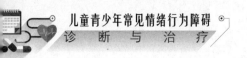

儿童广泛性焦虑障碍的常见表现是什么

广泛性焦虑障碍（generalized anxiety disorder, GAD）是以持续的恐惧与不安为主要特征的慢性焦虑障碍。这种恐惧常常缺乏具体的指向性，担心的内容有多种，可以变换，且这种担心很难得到转变。同时伴有自主神经功能兴奋和过分警觉的特征，常与强迫、恐怖等障碍合并出现。在儿童与青少年中，广泛性焦虑障碍可以从主观焦虑体验、外显不安行为和躯体生理反应3个方面来看。由于儿童语言表达不如成人丰富准确，因此躯体交感神经兴奋的症状可能有时不明显。不同患儿这3个方面的表现程度不一，或者以其中的某个方面为主要表现。

焦虑情绪体验主要是表现为焦虑与烦恼，这种体验可以是说不出原因的担心，也可以是对未来可能发生的某事件的担心，或是对自己、家人生活中可能发生某些不幸的过分且不现实的担心。但在儿童期，这些焦虑的体验可能不明显，或者因为儿童表达困难而不能准确识别，因此儿童的主观焦虑体验可能不明显或不典型，更多表现为外显的不安行为，例如，小年龄儿童持续哭闹难以安抚、照养困难，易烦躁、不开心等，给人难带、难养的感觉。年龄大的儿童，可能表现为多动不安，注意力难以集中，难以交往，爱发脾气，易和同学、老师发生冲突，亲子冲突加剧，甚至出现攻击行为等，给人以对立违抗的印象。

儿童焦虑的生理反应包括各种焦虑相关的症状，如头痛、头晕、肌肉紧张、食欲下降、睡眠障碍等。还常伴有交感神经兴奋所带来的自主神经功能紊乱相关症状，例如胸闷、心悸、呼吸加速、血压升高、口干多汗、头晕恶心、腹部不适、四肢发凉等。在高度焦虑、紧张、恐惧的情况下，有的会出现惊恐发作，出现濒死感甚至发生晕厥。

如何诊断广泛性焦虑障碍

根据DSM-V对广泛性焦虑的诊断，相关标准需要满足：起病于童年或少年（18岁以前）；在6个月以上的时间内，有一半以上的时间、在2种以上的场合、活动、环境中出现对诸多事件或活动（例如工作或学校表现）的过分焦虑和担心；个体明知焦虑不好，但无法控制这种担心；这种焦虑和担心与下列6种症状中至少3种有关。在以上3项中，儿童只需满足1项。

从症状表现来看，广泛性焦虑障碍的症状包括：坐立不安或感到激动或紧张；容易疲倦；注意力难以集中或头脑一片空白；易怒；肌肉紧张；睡眠障碍（难以入睡或保持睡眠状态，或休息不充分、质量不满意的睡眠）。

以上这种焦虑、担心或躯体症状，引起有临床意义的痛苦，或导致社交、职业或其他重要功能方面的损害。而这种障碍不能归因于使用某种物质（如毒品、药物）的生理效应，或其他躯体疾病（如甲状腺功能亢进）。此外，这种障碍也不能用其他精神障碍来更好地解释（例如，惊恐障碍中的焦虑或担心发生惊恐发

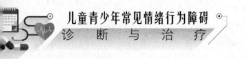

作;社交焦虑障碍中的负性评价;强迫症中的被污染或其他强迫思维;分离焦虑障碍中的与依恋对象的离别;创伤后应激障碍中的创伤性事件的提示物等)。

如何正确看待个体面对的压力和焦虑

由于儿童青少年身心发展水平的限制,关于压力和由此引起的焦虑情绪,常常存在一些不恰当的看法和误区,这不仅不能帮助个体脱离压力和情绪的环境,反而会导致更棘手的情绪困扰。

误区:我有这样的想法和感受一定是疯了,没人理解我的感受。

事实上,有压力感受并不是我们的过错,压力会让任何人都可能产生可怕想法和不适感受。我们的生活充满了挑战,但我们也在持续不断的学习如何来处理生活中的压力。虽然周围有些人不能理解我们的担忧,也无法提供到帮助,但要相信,总有人可以做到。

误区:我应该自己应对恐惧和问题,向他人求助说明我不够勇敢,不够好。

事实恰恰相反。独自应对艰难的处境通常会给我们引起更大麻烦,而且陷入压力之时,常常很难想清楚如何才能改善情况。当我们试图独自解决问题时,也就难以获得他人的知识、经验和支持。父母或是其他可信任的成年人的意见和帮助,常常能让青少年感觉更好一些。所以在有需要时寻求帮助,恰恰是对自己健康负责任的态度,也是我们保持健康和良好状态的明智选择。

误区:如果一直忙碌就会感觉好一些。

保持忙碌能避免我们陷入小的担忧,但生活中主要压力的来源常常是那些大问题,除非以建设性的方式解决它们,否则它会一直在那里是很难消失。随着时间的推移,我们的担忧可能会变小,但是长期逃避问题也会把情况变得更糟,因为每天与压力共处并左躲右闪会让人精疲力尽,难以应对日常挑战,反而会导致恶性循环并让身体感到越来越糟糕。最好的策略是当意识到负面情绪时,就马上开始处理。

误区:我没有时间练习压力管理技巧。

压力管理的基本知识和技巧,与我们每天做的事情密切相关,比如好好吃饭、积极锻炼、规律地休息和娱乐等。如果说生活像一片大海,那么压力就好像海浪,总是存在,时大时小,学习一些压力管理技巧,比如冥想、运动、放松练习等,就能让我们在起起伏伏的大海里冲浪。

焦虑障碍的心理治疗通常有哪些方法

在儿童青少年焦虑障碍的治疗中,常见的心理治疗方法包括认知行为治疗、家庭治疗、游戏治疗等。

认知行为治疗重在识别患儿错误的认知模式,并调整建立起新的行为模式,从而改变患儿的情绪反应。在治疗中,治疗师与家庭一起工作,分析家庭中儿童的焦虑是如何形成的,有哪些维持因素,以及如何设定治疗目标和方案。暴露疗法是常用的技术之一,在治疗师的逐步引导下,患儿逐步暴露于令其焦虑恐惧的环境,并有机会在治疗师的帮助下学习对焦虑的控制方法并获得新的体验。此外,也会通过放松技巧等,帮助孩子应对焦虑。在治疗过程中,不断帮助患儿认识和觉察情绪反应以及躯体对焦虑情绪的反应,逐步帮助患儿在焦虑的情绪下,能明确自己的想法和感受,建立有效的行为应对方式并不断巩固新的行为。

鉴于焦虑障碍儿童疾病的发生发展与其所处家庭环境有密切关系,家庭治疗也是受到广泛关注的方法之一。一般来说,焦虑障碍儿童的家庭成员之间,常常存在不良互动关系,常见形式是亲子之间界限不清、情感分化不完善,一方缺乏关注而另一方则过度关注等。家庭治疗是将整个或部分家庭成员作为心理治疗对象,通过去除或调整家庭内造成儿童情绪异常的因素,使其异常情绪和社会功能得以恢复。在治疗中,通过家庭访谈了解家庭尤其是父母的个性心理特征、心理健康水平、教育抚养方式,详细了解父母心理健康状况,识别和分析家庭矛盾与冲突模式,家庭成员的行为方式、情绪反应方式及其可能对患儿产生的影响,在训练有素的治疗师的干预下,使已存在的家庭不良关系发生变化,从而消除诱发或强化儿童焦虑障碍的不利因素,更有效地缓解焦虑障碍。

低龄儿童由于语言表达能力不完善,思维水平较低,一般采用较多的是游戏治疗。治疗者通过让儿童在游戏这个安全愉快和放松的场景下,逐步了解儿童的想法,与儿童进行沟通,让儿童自然地表露情绪、舒缓情绪,平复情绪。

近年来也有研究者将生物反馈技术应用于较大年龄儿童的焦虑障碍治疗,记录肌电、皮电、皮温、呼吸、心率、脑电等指标,通过反馈的方法改变这些指标,对患儿进行放松训练,以缓解焦虑情绪。

运动对缓解压力、避免焦虑有哪些意义

定期的体育运动是应对压力的最佳方式之一。在高压状态下,我们身体里充满战斗或者逃跑的情绪感受和想法,与这些情绪感受相关的压力性化学物质如皮质醇,水平也会发生变化,这时定期的体育运动就显得很有帮助了,因为运动会消耗一些皮质醇和身体产生的其他压力化学物质。

定期进行体育运动对健康的益处不仅仅是释放身体的压力性化学物质,运动的过程也会产生其他化学物质,比如帮助我们感觉良好的脑啡肽。定期锻炼也让我们的心、肺、肌肉和身体的其他重要部位变得更强壮、更有效率。照顾好自己的身体会提升我们的自信,并让我们感到自己是生活的主人。

创建适合自己的运动方案很重要,可以通过运动的频度、强度和时间来判断是否适合自己。注意不要把运动当做是例行公事,那些能让身体动起来的任何运动都可以,打球、散步、游泳、

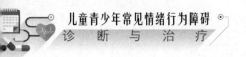

跳舞、骑自行车……任何容易形成日常习惯的运动都是好的选择。另外要注意保持运动强度适当。我们常常会在运动中会设置一些目标,从加强身体素质,达到更好运动水平的角度来说这没有问题,但是把自己逼自己太紧不仅容易疲劳或受伤,而且过高目标或过度运动反而会让运动变成了令人不耐烦和觉得有压力的任务。

怎样的方式才能有效缓解紧张焦虑

　　生活中、我们都会遇到束手无策,不确定、没安全感的时候,我们被情绪的波浪和所有必须要完成的事项抛来甩去,几乎被恐惧、焦虑、担忧打翻。学习一些放松技巧有助于我们度过这些艰难时刻。

　　这里说的"放松"技巧不是玩电子游戏、埋头睡一大觉、和朋友短信聊天等,虽然我们经常会这样做,但这些只是让我们避免感到压力的应对行为,虽有乐趣但却让大脑仍旧很忙,精神集中却不放松。真正的放松技巧是专注呼吸、冥想、肌肉放松等,能为身体和精神提供一种深层次休息,让身体保持静止、精力集中、保持警觉却不紧张,这样的深层次休息让身体和精神调整到极佳应对状态。专注呼吸是在充满压力的一天里寻求平静的简单方法。同样,静坐冥想和肌肉放松练习,也是学会在身体保持静止的条件下,将注意力集中在自己当前思想之外的地方,并保持这种状态,以帮助我们远离当前纷乱的思想,获得心灵的平静,更好的应对压力。

我们的身体(生理)和精神(心理)会以强有力的方式彼此影响,例如,头痛和疲惫不堪的时候,无论孩子作业做得再顺利,你也可能觉得心烦意乱想赶快撤退。我们的情绪感觉会影响身体化学反应,与此同时身体的感觉也会反过来影响我们的情绪或想法。当身体和精神进入一种平衡状态时,我们会感觉更放松,精力充沛,可以控制自己的感觉。

帮助儿童青少年应对压力的一些技巧

压力的产生往往取决于我们如何看待和感受经历与挑战。例如,面对一个没有任何准备的考试可能会让我们焦虑万分。但是同样的考试经过充分准备,就会觉得是小事一桩。我们在面对生活中的其他压力时也是如此,掌握压力管理技巧能帮我们减少一些压力感受,并为日后处理压力带来经验。常见的压力管理技巧包括:

● 运动起来,用规律持续的运动来管理压力。

● 找到自己的平静中心,学习放松技巧,维护身心健康。

● 化压力为食欲,掌握营养信息,达到最佳状态。

● 练习自我肯定,自我肯定能帮助我们减轻压力。

● 掌控自己的生活,学习设立目标,脚踏实地做出适合自己的目标决定。

● 尝试新事物积极挑战自我,不断前进。

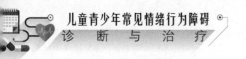

● 保持积极的心态,学会去发现什么对自己和周围世界有益。

专注呼吸的放松练习怎么做

当我们紧张、兴奋或生气的时候,常常会变的呼吸急促,并且呼吸位置会上升到胸腔。这样短而浅的呼吸不能为身体提供足够的氧气。相反,当我们感到放松平静时,呼吸变得更慢更深——缓慢有规律的深呼吸是精神平静的表现。我们已经知道,身体和精神会以强有力的方式彼此影响,因此,当我们感到有压力的时候,不妨有意识地检查一下呼吸,并学会控制呼吸,这个过程就好像把我们带回到了当下(此时此地)。呼吸练习的好处是随时都可以做,就好像一只锚,不论我们身在何处,即使在高压之下,都能把我们锚定在当下,从而达到更平静的精神境界。

呼吸练习首先是做准备。找个合适的位置,一个舒服安静、不容易被打扰的地方最佳。躺下来,松开任何会影响呼吸的衣服或皮带,如果想更舒服也可以脱掉鞋子。持续做专注呼吸的练习直到结束,因为过早停下很难全然受益。重复练习步骤3~4次,呼吸应深长而缓慢,这样会感到更加平静。在起身之前,调整呼吸回到正常状态。专注呼吸练习的步骤:

1. 以一个舒服的姿势坐下或躺下。闭上嘴,通过鼻子深呼吸几次,进入状态。

2. 将右手放在肚子上靠近肚脐的位置,将左手放在胸部。不要试图控制呼吸,关注体内呼吸位于身体的位置。

3. 慢慢深吸气。左手随着吸满空气的胸部而上升,但是保持右手静止。暂停一下,让胸腔充满空气,然后通过鼻子慢慢呼气。重复 3 次这样的"胸部呼吸"。吸气,充满胸腔,保持,放松,呼气。注意哪些肌肉参与了这些进程,关注停顿时的充实感和随着缓慢呼气所带来的放松感。慢慢地吸气……屏息……吐气。

4. 慢慢休息一下。直到我们呼吸找到自己自然的节奏。再次缓慢深呼吸,但是这次直接吸气到我们横膈膜的底部(横膈膜就在胸腔下面),屏住呼吸,吐气。放在肚脐边上的右手应该随着腹部的呼吸起伏而起伏,左手保持静止。重复 3 次这样的"腹式呼吸"。慢慢地吸气,右手上升……屏息……吐气。练习结束后,再休息一下,让呼吸回到正常状态。

5. 将双手放好,将所有的呼吸运动结合起来,做缓慢连续的四节拍练习:数"1",吸气到腹腔,右手上升停半秒。数"2",吸气到胸腔,左手上升停半秒。数"3",缓缓呼出腹腔中的空气,右手下降停半秒。数"4",缓缓呼出停留在胸中的空气,左手下降。

6. 觉得呼气全部完成后,在重新开始练习前稍微休息一下。继续重复这个四节拍呼吸模式 2～3 分钟。可以用一个有节奏的口诀:吸气入腹,吸气入胸,呼气出腹,呼气出胸。

刚开始练习集中注意力呼吸可能会觉得困难或奇怪。但是只要稍加练习,就会感觉非常自然舒畅。熟悉了这种创造身心

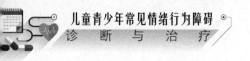

平静时刻的方法,每当我们因压力感到束手无策时,就能够随时来帮助自己。

静坐正念练习怎么做

　　正如心脏不停地跳动一样,我们的精神也总是处于活跃状态,就像个思想机器,源源不断、此起彼伏地产生各种各样的想法。虽然我们不能停止思考当前关注的事情,但可以学会如何远离它们,将注意力集中在其他事情上。例如现在,将注意力转移到我们的右手上。我们能意识到右手是怎么了吗? 是不是在握着一本书。现在,将注意力转移到手握书本的感觉上,你会感受到书的温度、硬度等、厚度、书页的质感……注意力的规则就是这样,即使我们之前没注意这本书,我们也能突然感受到它的存在,我们的关注焦点在哪里,注意力就在哪里。静坐冥想练习和呼吸练习一样,也是学会在身体保持静止的条件下,将注意力集中在自己当前思想之外的地方,并保持这种状态,帮助我们远离当前纷乱的思想,获得心灵的平静。

　　练习前的准备。选择不被打扰的时间地点,把手机声音关掉,并消除其他可能的干扰。在开始之前决定这次练习时间长短,刚开始时 3~5 分钟即可,之后再看要不要延长练习时间。定个计时器,在预定的时间之前不要停下来。练习期间,找一个让我们觉得自然舒服的呼吸深度和节奏。在整个练习期间都应该保持身体静止。

静坐练习。在空白墙前放一把坚固的椅子,面对墙壁坐在椅子上,脚平放于地面,手心向下地将手平放在大腿上。抬头收下巴保持脖子和背部是挺直放松的。睁开眼睛向下 45°角注视面前空白的墙,头部不要倾斜,只是向下看。这个姿势刚开始可能会令人感到不适,但是时间久了就会感到自然和舒服。姿势正确后,将注意力集中在呼吸上。闭上嘴,将注意力集中在鼻子,用鼻子吸气—呼气,在吸气时默数"1",呼气时默数"2",再吸气时数"3",下次呼气时数"4"……一直数到 10。然后重新从"1"开始数。

　　静坐的时候,我们的身体和脑海里常常会出现很多干扰。比如脑海里各种不安分的思想,会像海上的浪花一样,不断涌起和消退,令我们感到无法集中注意力。当你觉察到一个念头在涌起翻滚的时候,像观察一朵浪花一样观察它,然后友善坚定地把注意力慢慢地带回到呼吸上就可以了。静坐练习时,身体也常常来捣乱。身体和我们的思想一样也不习惯绝对静止,我们平静坐着时,身体一些部位可能有刺痛或发麻感,我们还可能感到某处发痒、肚子饥饿、嘴里口渴,某处疼痛……要知道,身体和思想互相影响,身体上产生的这些不适感往往是因为想法在作怪,所以不管身体感觉多么强烈,我们都要友善地观察它们,然后再慢慢地把注意力带回到呼吸上。在整个练习过程中,如果我们因为思想、身体或者周围琐事分神了,不必有任何评价,重新关注呼吸,将注意力集中在数数上。我们可能要重新开始几次,但通过反复的刻意练习,我们专注呼吸的能力就提高了。

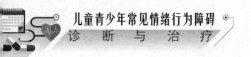

肌肉放松练习怎么做

有时候我们谈论"焦躁"或"紧张"等压力感受的时候,其实不仅仅在描述感觉,也常常隐含了肌肉所处的状态,比如颈肩僵直、腰背酸痛……在 20 世纪 20 年代,埃蒙德·雅各布森发现通过将不同的肌肉群,系统地收紧再放松,这种有意地保持和释放肌肉压力的方法,能让人感到深层次的放松,这种肌肉的放松练习后来被称为渐进式肌肉放松法(PMR)。PMR 的过程很简单,受到场地和时间的限制也很小,定期练习并形成习惯后,我们就能在专注呼吸、正念静坐之外,再获得一种让自己更好地应对压力的方法。

刚开始练习的时候,可以穿着舒适的衣服,避免紧身衣和皮带等容易给身体带来压力和不适的装束,如果愿意也可以脱掉鞋。找个不容易被打扰的、舒服又安静的地方坐下或躺下。虽然在 PMR 的过程中不会有受伤的风险,但是近期有肌肉受伤或容易抽筋的部位还是要注意一下。练习的时候,自然放松地呼吸,将注意力集中在肌肉的变化上,感觉每个肌肉群压力的形成和压力的释放。当身体的一部分肌肉在做收紧练习的时候,保证其他部分放松,仅收紧要训练部分的肌肉就可以了。练习过程中注意紧张和放松肌肉之间的区别。渐进式肌肉放松(PMR)练习具体步骤如下。

1. 从绷紧脚部肌肉开始 PMR 练习。弯起脚趾并收紧保持

3～5秒,可以默数1001, 1002, 1003, 1004, 1005(每数一个四位数,大约是1秒),然后迅速释放压力。下一步,伸直脚趾并紧绷3～5秒。再次迅速放松脚趾。注意觉察放松的感觉和有压力时的感觉。

2. 按照脚趾—小腿—大腿—臀部的顺序收缩所有肌肉,收紧并坚持3～5秒……然后快速放松。再次注意放松的感觉,以及压力消失时的感觉。

3. 收缩腹部肌肉并保持紧张3～5秒,然后放松,停下来注意感受。

4. 将压力移到胸部,收紧胸部肌肉,保持3～5秒,然后放松。同时放松呼吸。

5. 收紧肩部肌肉,保持肩部上提3～5秒。放松周围的肌肉,只收紧肩部肌肉,然后放松,感受肩部肌肉放松的过程。

6. 握拳并把手收紧,保持紧张3～5秒,然后放松。

7. 将手向手腕方向收紧,增加前臂、肱二头肌和肱三头肌的压力,保持这个姿势3～5秒,然后放松,使肌肉松弛下来。

8. 尽可能地将头向右转,拉紧颈部,坚持3～5秒。然后将头转回中间并放松。再尽可能地将头向左转,保持这个姿势3～5秒。再次将头转回来放松,感受头部的重量。

9. 收缩脸部肌肉。双唇紧闭,皱起鼻子,绷起额头并眯起眼睛。保持这个姿势3～5秒,然后迅速放松,让脸部回到正常状态。

10. 最后,迅速扫视全身,看看哪里还有紧张感。感受从脚趾,到身体,到手臂的放松感,再一直到头顶都全然放松。享受

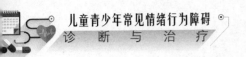

肌肉深层放松和身体平静的感觉。

11. 当做完所有的步骤以后,做几下深而缓的呼吸,睁开眼睛,挂上笑容,站起身来,神清气爽地迈入生活。

这样的练习能让你对自己的身体有更多的意识,并在练习时释放压力,帮助感受身体的沉稳,获得释放压力之后的平静。当呼吸和心跳变得平静而缓慢,思想也就很容易进入放松的状态了。以上过程看似步骤很多,但练习几次之后就会变得顺利。

分离焦虑障碍

什么是分离焦虑障碍

乐乐是个安静可爱的 3 岁小男孩,性格内向。父母因为工作忙,所以从小把他放在外公外婆家照顾,和小朋友玩耍的机会也较少。2 岁半时为了准备上幼儿园,妈妈把乐乐接回了家由父母自己照顾。半年后,乐乐进入了幼儿园。可没想到的是,乐乐很难适应幼儿园的生活,每天早晨妈妈叫他起床,醒来第一句话就问:"要去幼儿园吗?"如果听到要去幼儿园就不肯起床,早晨起床、洗漱、早餐简直是一场混乱。好容易到了幼儿园门口,乐乐怎么都不肯进去,妈妈和老师只能强行把他抱进教室,他一直伤心地哭,还说:"妈妈不要我了,爸爸也不要我了,怎么办啊。"在幼儿园里吃饭和午睡都是难题,晚上回家一定要妈妈陪睡,有时还哭着反复追问妈妈要不要再去幼儿园? 这种情况一直没有好转,半年里乐乐几乎没能持续上过 1 周幼儿园。爸爸妈妈苦恼极了,幼儿园有那么可怕吗? 经咨询医生,才知道乐乐有了分离焦虑障碍。

分离焦虑是指当孩子与依恋对象(常常是父母,或者自幼主要的照养者)分离时,因过分担心依恋对象和自己的安全、极度害怕与依恋对象不能相聚,从而产生的焦虑情绪以及相关行为

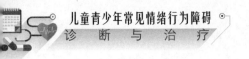

表现。心理学家鲍尔比提出,婴幼儿的分离焦虑是人类在面对可能的威胁和意识到的危险时,所采取的必然的、本能的反应方式。然而,当孩子已超过 3 岁且语言已经比较丰富,仍出现过分和非现实的焦虑并持续超过一定时间(通常是 4 周或 4 周以上),这种焦虑体验始终无法缓解,儿童的社会功能开始受到影响时,就应考虑孩子是否属于分离焦虑障碍。

分离性焦虑障碍(separation anxiety disorder, SAD)通常发生于 6~30 个月的儿童,13~18 个月龄较强烈,3~5 岁随着儿童认知能力逐步提高,发生频率和强度开始减低。正常儿童初次与依恋对象分离,会产生焦虑和回避行为。但分离焦虑障碍的核心特征就是对离开主要依恋对象时不符合现实的过度焦虑,或担心与主要依恋对象分离。最初的表现是反抗、哭闹、拒绝他人,极端痛苦;接下去的情绪反应则为无助、伤心、失望、冷漠。最后的表现则是对与依恋对象的分离表现漠然,无动于衷,似乎变得"正常"了,但实际上儿童已往往出现了功能的损害。

儿童分离焦虑障碍常见表现有哪些

分离性焦虑障碍的症状表现因年龄而不同。幼儿期常表现为与主要依恋对象分离时抓住亲人不放、大哭不止、乱踢乱跳、躺在地上打滚,甚至拒绝吃饭,严重者哭闹一整天;或者入托时大哭大闹,家长走后就紧紧追随老师,见不到老师就觉得失去依靠,并频繁要老师放他回家;也有的孩子是另一类反应,哭闹较少但静坐不语、不听老师的指令、不回答老师的话、游戏活动或者吃饭都不积极，也较少与他人交往。

5～8岁儿童有了一定表达能力，但仍可能发生分离焦虑，表现为常常不切实际地出现一些担心，如担心父母或主要依恋者被伤害，担心有灾难降临到亲人身上，会被谋杀或被绑架；担心不幸事件（如自己生病住院、外出走失、被人拐骗等）会把自己与主要依恋者分开；常做与分离有关的噩梦；不愿单独就寝，严重的因为害怕离开主要依恋者而不愿意或拒绝上学或去其他地方。

9～12岁儿童的主要表现是分离前过分担心即将来临的分离，分离时依依难舍、表现痛苦，分离后出现烦躁、不安、哭泣等过度的情绪反应，甚至是想象中的分离也可能引起他们的痛苦感受。在更大些的青少年，则以各种躯体不适如头痛、胃痛、恶心等，为借口逃避或拒绝上学的现象。

儿童青少年的分离焦虑障碍有时候需要与学校恐惧相区分。分离焦虑障碍重点是因真实的或想象的与依恋对象的分离而产生的异常反应，这一反应严重妨碍了个体的正常行为和发展；而学校恐惧则是指不管是否与依恋对象分离，孩子都拒绝去学校，但不拒绝去其他地方。不过，很多情况下分离焦虑障碍和学校恐惧处于共病的状态。

父母也会有"分离焦虑"吗

在对分离焦虑的研究中，研究者们提出：父母也会有分离焦

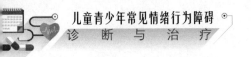

虑。这是指父母与自己的孩子发生分离时表现出的对孩子安危的过度担心、对自己行为的过分自责、内疚等焦虑行为。关于父母的"分离焦虑"的研究,主要集中在母亲方面。20世纪40、50年代,人们认为母亲是孩子成长环境的一部分,母亲和孩子的分离焦虑是不可分的;80年代后的大量研究主要集中于探讨母亲职业、个体成熟水平、孩子气质类型、工作满意度、婚姻满意度等与分离焦虑间的关系。研究者发现,母亲自身特性对其分离焦虑有重要影响。如果孩子出生前母亲表现出高人际敏感、高自尊,则会表现出更高的分离焦虑程度;更年轻、受教育水平更低、较少获得社会支持、婴儿有消极气质类型的母亲,更易出现分离焦虑。也有大量的研究表明,父母童年期的被抚养经历,常常通过其"内部工作模型"来影响其养育子女的方式,进而影响父母尤其是母亲,面对孩子与自己分离时的焦虑水平。职业对母亲分离焦虑的影响也很重要。研究发现那些全职在家专门看护孩子的母亲,比那些生育后继续工作的母亲,更易发生分离焦虑。参加工作的母亲中,工作满意度高的母亲,更少地体验到分离焦虑。

分离焦虑与家庭教养方式有关吗

家庭教养方式是父母各种养育行为相对稳定性的特征概括,包括父母在养育、教育儿童中通常使用的态度和方法。不只是分离焦虑,很多儿童焦虑障碍都与家庭教养方式息息相关。

国外有研究调查发现，儿童焦虑障碍与父母的拒绝否认、过度保护、干涉、惩罚以及焦虑型养育行为之间存在相关性。在过度保护的养育方式下，儿童常常有程度较高的焦虑。过度保护、大包大揽等不当育儿方式可能会限制儿童能力发展，导致社会生活能力低下。反之，社会生活能力低下的儿童在进入幼儿园后，自身优越感丧失，不能很好地适应群体生活，易出现自卑胆怯、社会功能不良、自我效能水平低、应对行为差、自我调节能力低，并出现焦虑、抑郁、退缩等内化行为乃至分离性焦虑。

家庭养育环境对儿童分离焦虑的影响

家庭环境是儿童出生后首先接触的环境，在进入幼儿园之前，儿童几乎很少受到社会和外界环境的影响，家庭环境是他们心理行为发展的土壤。家庭环境通常是指家庭心理社会环境，主要包括心理因素和社会人文因素。游戏参与、亲子关系、家庭气氛、忽视、干涉、惩罚等均属于家庭心理因素的范畴；而社会因素主要是指家庭结构、父母学历、职业、性格、社会地位、经济水平等特征。

在对分离焦虑的研究中发现，不良家庭环境会对儿童造成一种长期慢性刺激，并与儿童焦虑问题密切相关。例如，家庭亲密低度、干涉惩罚较多的家庭环境中，儿童常常安全感缺乏，总体心理发展水平偏低，存在自我认同问题，社会生活能力较差，独立生活、身体活动、同伴交往、集体活动、自我管理等方面能力

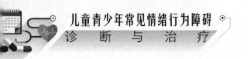

水平都相对较低。此外,父母文化素质偏低、教养方式不当也容易使父母采取忽视、专制或过度溺爱的教养方式,缺乏对子女的正确引导和客观评价。

母亲焦虑对儿童分离焦虑有哪些影响

母亲的焦虑对儿童的情绪行为有着广泛的影响,研究表明,母亲的焦虑水平与儿童的焦虑状态之间存在显著关联,焦虑组儿童的母亲,焦虑评分常常明显高于对照组儿童的母亲。一方面原因是,焦虑可能会遗传,焦虑的母亲所生子女发生焦虑的比例,高于正常母亲所生的子女。另一方面原因是,患焦虑障碍的母亲情绪易紧张、易激惹、行为刻板,喜欢采取某些特定的行为方式,如做事反复检查、坐立难安等,这些外显行为表现容易被儿童觉察并模仿,导致儿童出现类似的行为问题。在育儿过程中,焦虑母亲容易心理上倾向于自我否定、莫名感到恐惧,缺乏自信心,容易对儿童采取专制独断、言语攻击、体罚或过度溺爱等不当养育方式,她们通常不能感受到儿童对自己的需要,甚至可能会采取暴力方式对待,儿童感受不到母亲的关心爱护从而产生焦虑。

如何诊断儿童分离焦虑障碍

在分离性焦虑障碍的诊断中,对分离的恐惧是核心症状,通常表现为明显的临床焦虑障碍状,如不现实地和反复地担忧所喜爱人的安全,尤其与主要依恋者分离或分离时受到威胁。伴随着严重的担忧并持续相当一段时间不能改善而且社会功能受损。分离焦虑起病于 6 岁前,但实际上 6 岁以上儿童也经常出现。

按照 DSM-V 的标准,分离性焦虑的诊断标准包括:个体与其依恋对象离别时,产生与其发育阶段不相称的、过度的害怕或焦虑,至少符合以下表现中的 3 种:①当预期或经历与家庭或与主要依恋对象离别时,产生反复的、过度的痛苦;②持续和过度地担心会失去主要依恋对象,或担心他们可能受到疾病、受伤、灾难或死亡等的伤害;③持续地、过度地担心会经历会导致他们与主要依恋对象离别的不幸事件(例如,走失、被绑架、事故、生病等);④因害怕离别,持续不愿或拒绝出门、离家、上学、工作或去其他地方;⑤持续和过度害怕或不愿独处或不愿在家或去其他场所时与主要依恋对象不在一起;⑥持续性地不愿或拒绝在家以外的地方睡觉或不愿在家或其主要依恋对象不在身边时睡觉,反复做与离别有关的噩梦;⑦当与主要依恋对象离别或预期离别时,反复抱怨躯体性症状(例如,头痛、胃痛、恶心、呕吐等)。

这种害怕、焦虑或回避是持续性的,儿童和青少年至少持续 4 周,成人则至少持续 6 个月。这种障碍引起有临床意义的痛苦,或导致社交、学业、职业或其他重要功能方面的损害。不能用其他精神障碍来更好地解释。

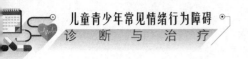

如何评估分离焦虑

分离焦虑的诊断评估需详细收集个体分离焦虑发生史、躯体或行为表现、药物治疗史、家族精神病史、生长发育史、养育史、社会生活事件、当前功能等。另外,医生还会评估儿童个体气质类型和精神状态,并在诊疗过程中观察儿童是否表现出与焦虑相关行为,如坐立不安、咬指甲、避免目光接触、说话声音很小等。此外,一些与儿童分离焦虑有关的行为如拒绝去学校(据报道约有 75% 的分离焦虑儿童拒绝上学)、睡眠问题(包括没有父母在场拒绝睡觉、出现与分离有关的噩梦等)、躯体症状(胃痛、头痛、恶心、眩晕等)。确诊之前还要做医学检查以排除与焦虑障碍症状表现有相似之处的疾病,例如甲状腺机能亢进、中枢神经系统障碍等。

门诊诊断时还会采用一些结构化量表和工具,问卷评估虽不能直接用于诊断焦虑障碍,但能为焦虑障碍的严重程度及特殊症状提供有价值的信息。儿童焦虑障碍评估量表有很多,但主要是针对于学龄期儿童,专门评估学龄前儿童焦虑的量表相对较少。常见的有学前儿童焦虑量表(preschool anxiety scale, PAS),这是澳大利亚研究者开发的测查 3～6 岁儿童一般焦虑障碍症状的量表,信效度良好,可用于我国学龄前儿童焦虑障碍评估。分离性焦虑评估量表儿童版(the separation anxiety assessment scale for children, SAAS-C)适用于 6～18 岁儿童,从害怕被遗弃、害怕一个人独处、害怕身体生病、担心灾难事情发生、灾难事情的频繁程度和安全信号指数六个部分来测量分离性焦虑。

分离焦虑怎样干预和治疗

儿童青少年分离焦虑障碍病因复杂多样,治疗常常综合运用多种方法,主要以心理治疗为主,常见方法包括心理健康教育、学校咨询、认知行为治疗(CBT)、药物治疗等。其中,认知行为治疗是主要心理治疗方法,使用认知重建、暴露、放松治疗及家庭任务等技术,同时鼓励家长配合治疗达到缓解儿童分离性焦虑的目的,具有良好治疗效果。近年来发展出内容较新的认知行为治疗还包括亲子关系治疗、艺术治疗等。

对家庭系统进行干预是减少儿童分离焦虑障碍状的关键。家庭理论研究表明,焦虑障碍是人际关系的一种表现形式,从不同方面反映了家庭系统中的一些问题,尤其是家庭中的亲子依恋关系。因此,家庭治疗主要就是聚焦于症状在亲子间的传递以及演变过程,帮助父母和其他养育者改善亲子依恋关系。与家庭治疗有相似作用的是交感互动疗法,目前被认为是很有效且很有前景的治疗方法,有研究证明:通过改变孩子和父母之间的互动,可使孩子的分离焦虑行为减少、自我控制水平增加、勇敢行为巩固并加强、亲子依恋关系改善,同时父母焦虑水平也会降低。这一结果也有力地支持了家庭因素对分离焦虑起重要作用的假设。

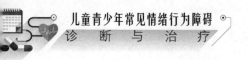

家长怎么做能预防儿童分离焦虑

儿童期是心理发育的关键阶段,心理可塑性很大,帮助儿童度过分离焦虑最重要的一个环节是建立安全感,需要家长经常向孩子表达爱意,不轻易许诺,答应孩子的事就必须做到。在逐步建立安全感的同时,父母也应注重培养孩子的社交能力和生活自理能力。

带领孩子多与其他小朋友交往,丰富孩子的人际交往体验,培养人际交往能力,增强儿童独立面对陌生环境的能力。亲子游戏是很好的方法:父母通过在家庭中模拟孩子在社交场合可能遇到的情况,来帮助孩子习得社交解决方案。比如,通过与孩子玩小游戏来学习社交规则。如果孩子违反规则,家长指出不当的行为,同时给孩子提供正确示范。家长也可以故意针对孩子遇到的交往问题制造一些常见冲突,让孩子也有不舒服的体验和解决冲突的机会,这样的家庭游戏可以让孩子学习并遵守社交规则,同时也能增进亲子情感互动。

培养孩子的生活自理能力,让孩子在进入集体生活时有照顾自己的能力。在入园前,有意识地让他们做力所能及的事情,如穿衣服、吃饭、上厕所等,让他们学会收拾自己的物品,整理玩具等。孩子生活自理能力不佳往往并不是孩子做不好,而是家长害怕麻烦或在孩子生活技能刚开始锻炼时候无法忍受孩子"做不好自己的事情",所以常常直接代替孩子去做,或者让孩子做了几次就放弃了,没有持续锻炼,这些都剥夺了孩子独立解决问题能力的机会。

孩子入园前后如何应对分离焦虑

　　调整父母自身的焦虑情绪。分离焦虑往往是双向的,孩子不愿离开父母,父母也常常担心孩子在分别后的状态,这种担心和不安的情绪,往往会从言行举止中表露出来,有时候母亲对分离的感受甚至更强于孩子,这种情绪状态反过来会影响到孩子处理自己的情绪感受,因为孩子对非语言的信息往往是非常敏感的。绘本是很好的教育引导载体,父母可以通过与孩子一起读关于分离的相关绘本,帮助孩子来表达对分离的感受和情绪,并在故事中学习亲子之间的相互表达,这样的互相表达,让孩子知道妈妈与自己一样,他并不是孤单的。

　　当孩子要上幼儿园时,要提前告诉孩子并帮助孩子熟悉幼儿园的环境和日常生活内容。提前带孩子熟悉幼儿园的环境,通过观看幼儿园活动,让孩子对将来的生活内容和方式有所熟悉并产生兴趣。面对分离时也需要让孩子有一个心理准备期。与孩子分离时,自然、温和、坚定地告诉孩子:"放学时妈妈会来接你"。如果孩子无法与父母分离,家长可与老师协作,但要行动坚定、态度平和地离开。同时以积极语言肯定孩子正确的行为并给予鼓励,例如,跟孩子说:"今天老师说你表现有进步,哭了一会就能自己去找小朋友玩了"。孩子离开家长时的哭闹,往

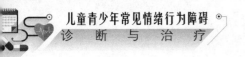

往也会让家长焦虑难过,甚至六神无主,但家长要提前暗示和提醒自己:要有足够的耐心,要努力表现出自然平和的情绪,而且不要责备孩子。平时要注意不能用上幼儿园来威胁教育孩子,以免使孩子觉得去幼儿园是件可怕和令人恐惧的事,从而加重分离焦虑的处理难度。有时候孩子会以持续哭闹的方式来引起家长注意,希望家长因此而妥协,这时家长可以采取弱化行为的方式,即对哭闹不予注意,孩子的这种哭闹行为不会被强化也得不到反馈时,行为会慢慢减退。如果孩子的分离焦虑表现较为严重,持续时间较长,建议到专业机构就诊。

社交焦虑障碍

孩子害怕与人交往是怎么回事 ⊃——

  小越从小就是个听话的男孩,他努力学习、认真做功课、安静听父母的话,很少引起他人的注意。顺利考上初中后,父母开始注意到:孩子似乎没朋友,在学校不愿意参加任何活动,对与同学交往有一种明显恐惧。事实上,除父母之外小越几乎不和其他任何人交往。班主任也跟父母反馈:小越很少参加学校集体活动,在班里也不发言。更令人苦恼的是,午餐时经常会看到他独自在餐厅角落,且这种情况已持续了好几个月。父母带小越去医院检查,被诊断为社交焦虑障碍。

  社交焦虑障碍(social anxiety disorder, SAD)也称社交恐惧症,是在社会情境中产生的一种逃避、喜欢独处及害怕别人批评的不适当的情绪和行为表现。表现为个体面对一些社交情境如上课发言、聚会、演讲、结识陌生人,出现过度焦虑或担心,害怕接受他人的负面评价,在社交情境中体验到明显的苦恼、害怕、焦虑等感觉,并因此出现故意的回避行为。

  社交功能既会给每个人带来巨大的满足,也经常让几乎每个人都有挫败感。无论我们年龄、挑战和天赋如何,几乎每个人都想要学做一个更好的朋友、伙伴。特别是对于青少年来说,同

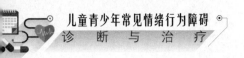

伴交往是他们生活和成长中的重要课题,而如何顺利进入他人
世界,是青少年常见的烦恼。研究发现,近 1/3 青少年都对友情
交往感到苦恼。虽然一般人在面对社交的时候也会或多或少出
现以上表现,但与正常个体或害羞者相比,社交焦虑障碍的患者
面对社交所表现出的恐惧和焦虑程度,与实际情境通常引发的
反应明显不符,个体恐惧和担忧程度更深、回避的社交情境更
多,而且这种恐惧担忧、焦虑回避往往持续较长时间(6 个月以
上),并且还对个体的生活、社交、学习造成了严重影响。

儿童青少年社交焦虑障碍常见表现是什么

　　社交焦虑障碍患儿,常对陌生人产生持久或反复的害怕或
回避,其程度超出了与患儿年龄相符合的正常范围,并出现社会
功能失调。但同时患儿仍选择性地与熟悉的家人和同伴保持正
常的交往。

　　在日常生活中,社交焦虑障碍相关症状表现有:患儿在面对
陌生人,包括同龄人的社交场合存在持久焦虑,表现出社交回避
行为;经常有消极先占观念,对自己行为是否恰当表现出过分关
注;担心或回避日常社交活动,例如,与陌生人会面、对话,在他
人面前吃喝、表演或发言等;觉得自己一直在被他人注视和评
价,在他人目光下难以做事;总是担心自己做出令人尴尬的事
情,例如脸红、出汗或表现不得体;害怕受到他人批评,避免与他
人目光接触,感到自卑;经常感到身体不适,伴随出汗、发抖或心

跳加快等症状。患儿常常怕自己说错话或行为愚蠢、怕说话脸红、怕当众出丑、怕被同伴拒绝、怕当众失败等；在进入新的社交环境或被人强拉到某种社交场合时，出现明显的回避、痛苦和不适，同伴关系、学校功能和家庭功能因社交恐惧而受损。

5 岁前和 13 岁左右是社交焦虑障碍发生的两个高峰年龄段。年幼儿童常常并不能意识到自己在有社交需要的场合下有不安反应并告知家长，但他们会表现为多种行为问题，例如粘着父母或者躲在大人身后不愿出来，强行要求则哭闹不止，拒绝与同伴玩耍，常常以身体不舒服为理由来拒绝参与社交，或者不愿意上学等。对于 7～14 岁的儿童青少年来说，最突出的影响是限制患儿与同学的交流，社会功能受损，并可能影响学习功能。患社交焦虑障碍的青少年发生物质依赖的可能性增加，也比一般人更多出现躯体与心理问题。

如何正确认识社交焦虑

社交焦虑障碍通常发生于青少年期，女性高于男性。据估计，社交焦虑障碍患病率为 2%～7%，这一数字看似不高，但其背后隐藏的是很多疑似患有社交焦虑障碍却从未就医的人群。

患社交焦虑障碍的个体以及公众，对社交焦虑存在很多误区。比如有人认为社交焦虑障碍就是性格内向、害羞；有人认为社交焦虑障碍不需要治疗，只要鼓起勇气就能克服，就可以自愈；有人认为社交焦虑障碍的患儿是天性孤僻不合群，不想和他

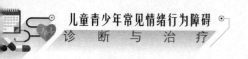

人交朋友;也有人认为社交焦虑障碍的人只要不向他人求助就不需要帮助等,但实际上这些观点都是片面甚至错误的。

社交焦虑障碍并不等同于性格内向或害羞,而是由多种因素共同作用的一种焦虑障碍。遗传、家庭教养、个体认知行为模式等都对社交焦虑的产生起到了作用。和孤僻不同,社交焦虑障碍患儿是想要交朋友,但因为害怕、不会、不敢去社交。他们害怕孤立无援,更害怕被周围人评判误解,从而难以主动寻求帮助。社交焦虑障碍如得不到有效治疗,其恐惧感和焦虑感会持续存在,极大地影响患儿自信心、人际关系和日常活动。与可进行自我调节的焦虑情绪不同,社交焦虑障碍自愈可能性小,因此需要尽早通过心理治疗乃至药物治疗来缓解。

社交焦虑障碍受遗传或个体因素影响吗

与很多情绪障碍类似,社交焦虑也有一定的遗传易感性。研究显示,社交焦虑障碍具有中度遗传性,且社交焦虑障碍的患儿,还会出现生理生化方面的异常,例如,脑成像研究初步发现:社交焦虑障碍患儿纹状体的多巴胺机能存在障碍,杏仁核部位的血流量增加等。此外,还存在5-羟色胺分泌失调的表现。

气质是人类心理活动的速度、强度、稳定性和指向性等方面特点和差异的组合,对儿童情绪成熟、思维养成、行为发展都有着直接或间接影响。社交焦虑障碍的儿童,常常具有性格内向、自信心不足、适应不良、易于退缩、对自己看法和期望较消极等个性特点。有研究者分析了幼儿焦虑状况与气质、家庭环境的关系发现:在幼儿的气质维度中,规律性、趋避性和适应度越低,幼儿的焦虑程度越高;而反应强度越高,发生焦虑的可能性越大。

除个性特点之外,有研究者从认知模式中的个体自我贬低、难以耐受不确定性的特征出发,分析了这些个体特征与社交焦虑的关系,结果表明:社交焦虑障碍的患者在认知上存在一定程度的认知加工失调,个体的自我贬低在他们的社交中起了重要的负性作用,也就是说,虽然他们的社交行为在客观上常常是合理恰当的,但他们对自己的认知和评价往往是不合理、不恰当的。难以耐受不确定性是指个体在面对不确定的情境或事件时产生的认知偏差。对不确定性忍受度较低的个体,也会在信息处理上发生偏差,更容易被社交活动中的不确定因素所影响,并因此产生负面的反应和压力性情绪体验,进而引发对社交的焦虑和恐惧。在这一认知偏差的模式下,个体常常会认为:不确定的情境或事件是难以忍受的、是应该回避的,但他们从不考虑这些令他们担心的情景或事件发生概率有多大,会导致何种结果。事实上,这种认知模式是个体产生焦虑相关体验的核心特征,不止与社交焦虑,也与广泛性焦虑障碍等存在显著关联。

亲子依恋和家庭氛围对社交焦虑的影响

婴儿在出生后与其最初的照料者之间的互动及情感联结称

为依恋。在个体与母亲进行互动和沟通时,婴儿开始体会、理解并组织与他人的情感关系,而这种与他人建立关系的能力,在个体社会化过程中非常重要,良好依恋关系能够促进个体心理健康发展。

心理学家将亲子依恋类型分为安全型、矛盾型和回避型三种,后又发展出第四种混乱型的依恋类型。具有安全型依恋的个体,其照顾者往往是敏感和高回应的,这使得个体对外界有更多探索,且在遇到危险时可以将照顾者作为自己的"避风港";矛盾型依恋的个体,其照料者对他们的回应常常是不稳定且不一致的;回避型依恋的个体,其父母倾向于撤回情感;而混乱型依恋的个体,容易与其照顾者表现出矛盾的、不连贯的依恋行为。有研究表明,在依恋关系中具有较多恐惧和回避的个体,会体验到更高的社交焦虑。具有矛盾型依恋的个体,往往觉得在关系中不受重视,担心遭受遗弃或没有得到足够的爱;而具有回避型依恋的个体,在人际关系中经常感到不安,且难以与他人建立情感上的亲密连接。

不同的亲子依恋类型也反映了家庭氛围的差异。家庭成员之间亲密度高的家长和家庭环境能及时缓解儿童的紧张焦虑情绪。知识程度高的父母,更能正确地教养孩子并提供理解和支持。娱乐性高的家庭,容易帮助孩子缓解压力,而组织性高的家庭成员分工明确,活动丰富,有助于儿童感到轻松、愉快。这些都是保护儿童免于焦虑情绪的因素。

社交焦虑障碍产生的其他心理学因素

从行为角度来看,社交焦虑产生的重要因素之一是缺乏社交技能,个体在成长过程中未能自然习得必要的社交技能,在发生障碍后也未能得到针对性的社交技能训练。也有研究者强调认知与行为是相互影响、相互作用的,社交技巧缺乏的行为缺憾和自我评价低的认知偏误,共同影响并导致了社交焦虑障碍。常见的情况包括:因某种社交技能的缺乏,社交焦虑障碍患者,不知特定情景下的社会反应该如何,当技巧使用不当时便有可能对其人际关系产生不良影响,引发社交焦虑。即便社交焦虑患者知道在某种社交情景下该做何反应,但却缺乏执行能力;或已具备了某种技巧,但实际操作时却出现了问题。

家庭环境因素以及负性应激事件也可能导致社交焦虑。自幼在家庭中性格受到抑制、父母保护过度、家庭频繁搬迁,以及所处社会环境恶劣等因素,可能增加患社交焦虑障碍的可能性。有的儿童在发生社交焦虑前,人格相对健全,对社交的恐惧是在强烈创伤性处境下发生的。儿童期的其他创伤事件如目睹家庭暴力、与父母分离、父母一方或双方去世、遭受虐待或者受到性侵等也与社交焦虑患病风险存在关联。

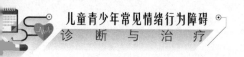
父母养育方式对青少年社交焦虑障碍的影响

　　在社会化的过程中,家庭是儿童最先接触的场所之一,而父母又是儿童认知行为发展的重要外部因素之一,对儿童青少年的情绪社会化起着重要作用。研究者分析社交焦虑的成因,提出:社交焦虑障碍是个体的认知加工等内部因素,与家庭同伴等外部环境因素,共同作用的结果。父母的过度保护被认为是为引发和维持个体社交焦虑的重要因素。过度保护会使孩子对外部世界的焦虑感知更敏感,从而减少了自主探索的兴趣和学习新技能的机会。

　　父母控制对儿童社交焦虑的影响则更为明显。父母控制是指父母不顾子女意愿,将自身意愿强加于子女的意志之上。这种控制常常表现为限制儿童的言语表达、不接纳甚至否认儿童的情绪感受、以撤回爱或照顾的形式威胁儿童使其行为符合父母要求,这种控制不只让儿童青少年感到强制和压力,还可能因此产生社交适应障碍,在面对外部的不确定事件时,没有积极有效的应对手段和成功经验,长此以往,儿童青少年难以耐受不确定性的水平升高,个体发展受限,难以融入和适应外部环境。有调查发现:当父母使用更支持和积极的策略引导孩子进行社交行为时,孩子就会表现出更少的抑制,在社交方面表现出更轻的焦虑。当父母使用过分控制、过度保护或批评的策略时,儿童则表现出了更高的焦虑水平。

如何诊断社交焦虑障碍

　　根据DSM-V,社交焦虑诊断包括如下标准:个体面对可能被他人审视的一种或多种社交情况时,产生显著的害怕或焦虑情绪。例如社交互动如对话、会见陌生人、被观看如吃喝的时候,以及在他人面前表演或演讲时(儿童的这种焦虑必须出现在与同伴交往时,而不仅仅是与成年人互动时);个体害怕自己的言行或呈现的焦虑障碍状会导致负性的评价,即被羞辱或感到尴尬,导致被拒绝或冒犯他人;社交情况几乎总是能够触发害怕或焦虑;儿童的害怕或焦虑也可能表现为哭闹、发脾气、惊呆、依恋他人、畏缩或不敢在社交场合讲话;主动回避社交情况或是带着强力的害怕或焦虑去忍受。

　　这种害怕或焦虑与社交情况和社会文化环境所造成的实际威胁不相称;这种害怕、焦虑或回避通常持续至少6个月,引起有临床意义的痛苦,或导致社交、职业或其他重要功能方面的损害。而且这种害怕、焦虑或回避不能归因于某种物质(如滥用的毒品、药物等)的生理效应,或其他躯体疾病,也不能用其他精神障碍的症状来更好地解释(如惊恐障碍、躯体变形障碍或孤独症谱系障碍)。如果有其他躯体疾病(如帕金森病、肥胖症、烧伤或外伤造成的畸形)存在,则这种害怕、焦虑或回避是明确与其不相关或过度的。

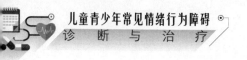

社交焦虑障碍有哪些评估工具

社交焦虑障碍测评涉及较多工具,包括症状量表、临床访谈评估、行为功能评估等。常用量表有利博维茨社交焦虑量表(LSAS),这是国外广泛使用的社交焦虑评估量表,共24项,包括社交场合和操作社交情境的评估,分别评定社会交往、公共场合讲话、被他人观察、公共场合吃、喝东西时,害怕或焦虑以及回避的程度。中文版由何燕玲等人修订,适合中国人群,有良好信度和效度。社交恐惧和焦虑量表(SPAI)是常用社交恐惧症状自评量表。共有32个测试项目,包含社交恐惧分量表和场所恐惧分量表,让被测试者自评在社交情境中行为、认知和躯体这3个方面的表现。此外,还包括社会交往焦虑量表,评估与别人聚会、交谈的情境下个体感受到的焦虑和回避程度,以及害怕自己状态被别人注意到的程度。社交恐惧量表通常用于评估个体在他人注视下的焦虑和害怕程度。

社交焦虑的治疗是怎样的

目前,社交焦虑障碍治疗以药物治疗和心理治疗为主。药物治疗主要包括抗抑郁药物,抗焦虑药物等。心理治疗以认知行为治疗为主,通常在病情稳定或恢复期进行,是儿童青少年社交焦虑障碍的主要治疗方法。这一方法基于认知行为理论,综合了暴露疗法、认知重建、放松训练和社交技能训练,着重识别个体错误或歪曲的,混乱的认知模式,并通过愤怒控制、交替反应、自我觉察、自我管理、自我监控等,逐步通过改变个体对自己、对他人、对事物的看法与态度,进而改善个体心理健康水平。

在认知行为治疗中,常见环节包括评估(临床观察、量表测试、临床访谈、对药物的考虑),认知重建(检查内容、检查信息加工过程),暴露(意象暴露、角色扮演、现实暴露),社交技能训练,放松训练(如果需要),来逐步开展治疗。社交焦虑障碍的认知行为治疗有别于其他焦虑障碍,治疗更多是通过针对公共场所、人际交往的逐级暴露和角色扮演,聚焦于暴露并增强患儿的社交技能训练。

父母健康教育也是心理治疗的重要内容之一。儿童社交焦虑的影响因素既有认知模式、社交技巧不足与自我表现等内因影响,也有社交情境、家庭因素等外因。应指导父母在家庭教育中注重培养儿童人际互动模式,提供积极关注与支持,正确引导儿童认知,帮助患儿适应人际和社会交往,增强儿童社会适应能力。

恐 怖 障 碍

孩子经常感到恐惧是怎么回事

　　洋洋是一名9岁小男孩,十分害怕蜘蛛,不仅看见蜘蛛时会恐惧不安,就是听见人家谈论起蜘蛛,甚至看见蜘蛛图片时都会感到异常不安,并出现很多身体上的不适,如心跳加速、脸色苍白、嘴唇颤抖等。爸爸妈妈很担心他的这种情况,并为此咨询了医生,医生告诉爸爸妈妈,洋洋可能患有恐怖障碍。

　　恐惧情绪是千百年来我们遗传保留下来的一种情绪,是一种本能的反应,它能使个体及时感知并应对危险。恐惧是个体一种强烈的紧张不安的情绪,往往发生于个体面临某种危险的信息刺激或个体意识到某种危及生命或安全的事件即将发生时。此外,个体常常会同时发生一些生理上的表现,例如脸色苍白、血压升高、呼吸急促甚至停顿、出冷汗、四肢无力、产生想要逃避的行为等。恐惧也会使人的知觉、记忆和思维过程发生障碍,失去对当前情景的理性分析判断,并导致行为失调。

　　由于儿童情绪认知发展的特点,他们在一定时期内对某些生物如蛇、蜘蛛等,以及某些自然现象如暴雨雷电等会产生恐惧反应,这种恐惧大多持续时间短暂,并且会随着认知发展和年龄增长改变,通常不会造成心理发展和行为功能等损害。但如果儿童出现严重而持久的恐惧但却并没有即时的，或明显恐惧性的刺激存在，或同年龄段儿童已经不再对某些特定的事物产生恐惧情绪，而该儿童却仍旧不符合常理地表现出对该事物的恐惧且程度较高，甚至伴随呕吐、恶心、腹痛等躯体化症状，持久无法缓解，已造成了儿童适应功能不良，这就是恐怖障碍了。例如，正常情况下几岁幼儿不敢独自一人在家里未开灯的房间待着，但如果十几岁的青少年仍不敢独自待在家中未开灯的房间，这种情况就是超出通常年龄适应性范围；又比如正常情况下，有些孩子害怕狗的声音和奔跑的样子，当周围出现狗的时候会感到紧张不安。但对狗有恐怖障碍的孩子，常常是周围即使没有狗出现，他们也会因担心遇到狗而惶惶不安，甚至因为怕上学路上遇到狗而不愿意上学、不愿意独自离家或者出门去走亲访友，这种恐惧导致了儿童不能正常自由生活，就属于情绪障碍了。

孩子为何会患有恐怖症

不同年龄段儿童可能会对黑暗、某些昆虫、传说中的鬼怪、雷电等产生恐惧，这些是儿童对环境所做出的一种健康的、必要的反应，程度较轻、持续时间较短。若恐惧表现持久且严重并影响了儿童正常生活，便成了一种心理障碍。

根据对成人的研究结果推断，遗传与环境因素都在恐怖障碍的发病中起到一定的作用，而恐怖障碍的患者，可能也存在神

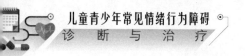

经机制与内分泌功能的异常。在环境因素中,最常见的恐惧心理来自外在强刺激。如果孩子幼时受到过强烈的刺激,以后碰到类似的事物,即使是比较轻微的刺激,也会引起孩子强烈的反应。学习理论认为恐惧是对有害刺激的一种学习反应,因为恐惧感的形成会受他人恐惧情绪的感染,孩子在看到或听到别人处于恐惧状态时,即使自身的处境没有任何引起恐惧的因素,他们也可能会坐立不安。比如孩子看到别人碰见老鼠后出现的恐惧反应,孩子以后见到老鼠也可能会惊慌失措。儿童恐惧心理的形成也常常与成人的不当教育有关,例如有的家长为了让孩子听话,喜欢用恐怖的东西(如妖怪、巫婆等)吓唬孩子。

孩子的恐惧属于哪一种

儿童恐惧症也分为多种。单纯性恐惧是最常见的一种,多见于儿童时期,动物恐怖,恐惧对象为蛇、蜘蛛等昆虫或动物。自然环境恐怖是指对诸如暴风雨、悬崖等的恐怖。特殊物体恐怖,如对尖锐物体的恐怖、注射与血液恐怖。还有对疾病的恐怖,害怕患癌症、肝炎、心脏病以及死亡恐怖。特殊情境恐怖常见如对黑暗、电梯、隧道、飞机或其他封闭场所等的恐惧。广场恐怖不仅对公共场所恐惧,而且担心在人群聚集的地方难以很快离去或在意外发生时无法获得援助。此外还有幽闭恐惧,害怕较小的封闭空间,如电梯、地铁火车、客船等。

不同年龄段恐怖的内容根据年龄和认知发展水平有所不

同。5~9 岁儿童的恐怖,常常是对想象的、不存在的物体的恐怖,比如妖怪、魔鬼、巫婆等,也包括动物等。9~13 岁儿童的恐惧为具体的恐惧,比如害怕打雷、闪电等自然现象,害怕别人对自己的伤害,害怕受到身体损害、害怕某些现实危险降临等。13~17 岁儿童的恐怖多表现为社交方面的恐惧。他们担心不能达到父母、老师和同伴对自己的期望,如果没有达到自己的期望就会责备自己,并担心失去朋友、家庭。选择性缄默是一种特殊社交恐怖现象,多在儿童 3~5 岁发生,主要表现为离开家庭时不愿讲话,在某些特殊场合拒绝说话或不愿意说话,以在学校不愿讲话最多。从交流对象上看,主要是不愿对成人说话,其中也包括熟悉的非家庭成员。一些儿童在缄默的场合无任何交流,一些儿童则可以使用手势、点头、摇头、耳语等方式交流。

如何诊断儿童青少年的恐怖症

根据 DSM-V,儿童恐怖症的诊断通常基于以下标准:年龄小于 18 岁的患儿,病程至少为 6 个月。由特定事物或情境出现或预期出现(如飞行、高处、动物、接受注射、看到流血)出现过度的或不合理的、显著而持续的恐惧。暴露于恐惧性刺激几乎总能马上引起焦虑反应,可能表现为一种仅限于情境或由此情境所诱发的恐慌发作形式。

患儿认识到这种恐惧是过度的或者不合理的(儿童则可以没有这个特征)。患儿一般都会设法回避这种情境,否则便以极

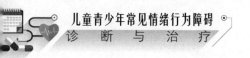

度的焦虑或紧张忍受这种情境;这种对所恐怖情境的回避、焦虑的期待或病苦烦恼会显著影响个人的日常生活、学习、社交活动或人际关系,对于患有这种恐怖症感到显著的痛苦烦恼。

这种与特定事物或情境相关的焦虑、恐慌发作或恐怖的回避,都不可能归于其他精神障碍,如强迫性障碍(如对污染有强迫观念的人在接触不洁之物时的害怕)、创伤后应激障碍(如对与应激源有关系的刺激的回避)、分离性焦虑障碍(如不愿去上学)、社交恐怖症(如因害怕窘迫难堪而回避社交场合)、伴有广场恐怖症的惊恐障碍、没有惊恐障碍病史的广场恐怖症等。

儿童恐怖症的治疗和预后

特殊恐怖症的治疗,根据不同患儿的情况选择不同方法。主要方法包括行为治疗、认知行为治疗、社交技能训练、系统脱敏疗法、冲击疗法等。认识疗法在了解患儿对于何种事物惧怕及其程度上,帮助患儿了解恐惧的本质(怕什么)、产生的原因或根源(怕的原因),矫正患儿的想法也就是思考这种恐惧的程度和发生的概率,发生后的结果等。帮助患儿正确评价自身在环境中的位置。系统脱敏适合于各种患者,也是目前被认为治疗恐怖症最安全而有效的行为治疗方法。在治疗师的帮助下,通过设定阶梯式的恐惧体验,让患者按照循序渐进的顺序,逐级升高地接触引起恐惧的事物或者场景,使之对刺激的恐惧程度逐级降低,最终达到症状完全消失。这种方法相对缓和,但需要一定的时间。冲击疗法是指将患者暴露在令其恐惧的环境中,刺激内心出现反应,同时帮助患者看到,并没有发生他们想象中的那种伤害或恐怖结局,从而对恐惧对象建立新的认识,消除恐惧心理。这种方法的治疗速度快,但必须在经验丰富的治疗师的指导下进行,且需患者具备一定的身体条件,以免发生意外。

一般病例不需药物治疗,当合并其他焦虑障碍时可考虑药物治疗。关于儿童社交恐怖症的预后研究非常缺乏。根据成年人病例研究与临床观察,社交恐怖症倾向于慢性过程,许多成人病例是从儿童期、青少年期发展而来。选择性缄默症尽管未经治疗,一般在儿童期都会消失,但是他们中大多数也可能发展成为社交恐怖症。

孩子害怕去学校是怎么回事

小涵是小学一名二年级男生,近来一到要上学时就不愿去,向父母提出各种借口以逃避上学;有时不仅拒绝到学校去,就算父母提到"学习""上学"这两个词都会十分生气,进而大吵大闹,只要不提及"学习""上学",他就表现得太太平平。父母反复劝说他,就算是晚上答应好的第二天去上学,也收拾好了书包文具,但一到早上就又拒绝上学,并在早晨不停哭闹喊叫,各种焦虑不安。好不容易进入了校园却心慌、头晕、呕吐,老师和父母

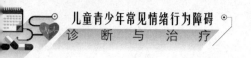
都很担心他,他也因此断断续续请假,耽误了学业。妈妈带小涵去相关专科就诊,并没有发现生理疾病,后来小涵被心理专科医生诊断为"学校恐怖症"。

学校恐怖症(school phobia)作为近年来在儿童青少年中发生较多的一种心理障碍,因其主要表现为对学校产生强烈的恐惧并拒绝上学而得名。患儿容易出现肌肉紧张、呼吸不规律等交感神经兴奋表现,另一类表现为在上学日的清晨或前一天晚上出现头痛、头晕、腹痛、恶心、呕吐、腹泻等不适,其中以腹痛最常见,或者早晨上学时间突然晕倒等。患儿常常以头痛、头晕、腹痛、恶心、呕吐、胸闷、过度换气等症状作为借口而拒绝上学。有些患儿以躯体化症状为首发症状,他们常常到综合性医院就诊,辗转于各科室,但各个器官系统检查却没有明显的病因。

孩子为什么会有学校恐怖症

学校恐怖症与其他儿童情绪障碍类似,缺乏特异的病因和生物学基础,是多种因素综合作用的结果。目前国外学者把该症视为恐怖症的一个类型,因此在 DSM-V 中并未单独列出学校恐怖症。该症发病率和发病年龄各国报道不一,各国报道为 $1\%\sim5\%$, 3～7 岁为第一高峰,可能与母子分离焦虑有关;11～12 岁为第二高峰,可能与升中学、功课增多、考试焦虑、学习压力加大、面临升学的压力、更换学校重新适应新环境、人际关系不良等因素有关;14 岁后为第三高峰,可能与青春期发育和独立意识增强、人际关系紧张、学业受挫、情绪问题、违拗对抗、反叛权威等心理因素有关。

有研究提示一些患儿的学校恐怖症,可能由早期母子分离焦虑或幼儿园阶段恐怖发展而来,因为这些情况在疾病本质上有着害怕离开母亲的共同特征。但也有研究者认为这是个体对学校本身恐惧所致,因此有时候也称为拒学,定义为排除因疾病或经济原因,儿童由于情绪的、身体的、心理的或某种社会因素影响,导致无法去学校,或即使有意愿却无法去学校的状态。学校恐怖症有以下 3 种特征:害怕上学,甚至公开表示拒绝上学;发病期间如果父母勉强儿童去上学,会加重其焦虑,倘若父母同意暂时不去上学,则孩子的焦虑马上缓解;焦虑表现为面色苍白、呼吸急促,心率加快、全身出冷汗,甚至有尿频、呕吐、腹痛等。

学校恐怖症也与母亲养育焦虑、家长对儿童过度干预与呵护、儿童学业挫败、学校应激事件等因素有关。不同心理理论学派对这一问题有着不同看法。行为学派认为儿童对学校恐惧是一种操作性或反应性的行为,由于儿童在学校遭受了情绪冲突或者挫折体验,这种不愉快的经历固化为恐惧的诱发因素导致患儿发生回避行为,这在具有分离焦虑倾向的儿童身上尤为明显。精神分析学派认为,母亲过度保护和养育中的焦虑,可使儿童形成过度依恋,当儿童上学时常常通常造成母子双方分离焦虑,加深儿童对分离的恐惧,并发展出躯体化的症状。还有研究者认为,家长的过度评价和对患儿过高的期望,使儿童产

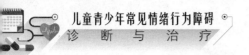

生不现实的自我意识,这种意识很难在现实中特别是学校获得认可并维持,当儿童受到挫折与失败时,就会影响到儿童自我意识,令其感到危险,并产生对学校的恐惧。有些患儿学习成绩优秀,为维护个人成绩排名而超负荷学习,一旦遭受考试失利或者学业挫败,往往诱发强烈的焦虑与恐惧,害怕再度遭受失败而拒绝上学。

学校恐怖症的诊断

目前精神疾病分类诊断标准中均无单独的诊断标准。诊断通常参考四条标准进行:去学校产生严重困难;严重的情绪焦虑;父母明知患儿在家是因害怕而不去上学;无明显的反社会行为。早期诊断通常还要详细询问儿童的症状及其发作的时间、地点、诱发因素等规律,同时详细地了解儿童性格与情绪、家庭亲子关系或父母的关系、学习的情况、学校生活事件等,以探寻可能的关联因素以协助诊断。

需要注意的是,学校恐怖症应当与逃学、品行障碍等相区别;学校恐怖症一般无攻击行为或者品行问题,有相当部分的患儿还是品学兼优的学生,自幼家庭条件较好,成长顺利但父母可能对其有过度保护、过度干预、过度期望的现象。而品行障碍或逃学儿童,在学校、家庭和社会方面的品行往往存在异常。

学校恐怖症的治疗干预是怎样的

　　学校恐怖症的治疗方法与恐怖症相似，原则是根据不同患儿的情况采取综合治疗方案，寻找导致学校恐惧的原因和症状持续的因素，帮助消除社会心理因素，减轻其焦虑恐怖的情绪，重新引发患儿对学校的兴趣，以帮助患儿返回学校。更高的目标是改善儿童个性及行为方面的缺陷，培养良好的生活技能和提高心理素质。如果患儿经常诉说头痛、腹痛，应先予以检查排除躯体性疾病，再开展心理治疗。

　　近年来，认知行为疗法在学校恐怖症中的治疗较受认可，主要有阳性强化法、系统脱敏法、暴露疗法等。如可用放松训练，逐级暴露或想象脱敏等方法帮助儿童返校。预演暴露和认知重组方法可提高患儿社交技能，减少社交焦虑，改变歪曲认知，达到返校。学校恐怖的治疗中，医生、家庭、学校三方建立良好协调与协作是治疗成功的关键。医生要详细了解儿童发病经过、诱发因素、儿童个体和家庭因素，分析儿童返校的有利因素和不利因素，确定治疗方案。父母应在治疗师指导下采取适宜管教行为，科学引导患儿，避免强制把孩子送到学校或斥责、贬损乃至羞辱儿童；应适当调整期望水平，设定一个渐进的目标过程，通过给予儿童理解、支持、富有情感的沟通，帮助儿童逐步返校。在重新引起儿童对学校的兴趣和信心上，教师也起着关键作用，与儿童及时沟通、建立信任，鼓励同伴与患儿一起上学、作业、课

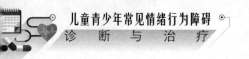

间活动,制止对患儿的嘲笑,提高患儿的集体归属感。针对儿童在学习中所出现的问题,帮助其合理调整学习方法减轻压力、提高学习效率建立自信。在干预过程中,不应使儿童脱离学校,可采取间断或渐进上学的方式,逐渐过渡直至儿童顺利返校。

如果学校恐怖是因学校应激事件所触发,治疗者和父母可与校方沟通协调,尽可能减少或避免来自学校环境的诱因。焦虑、恐惧和抑郁严重的儿童必要时可用抗抑郁或抗焦虑药治疗。

抽 动 障 碍

什么是抽动障碍 ⟜

7岁的东东近半年来总是爱挤眼睛,开始家里人以为他眼睛不舒服,但看过眼科并没有什么问题。谁知渐渐地,东东挤眼睛频率逐渐增加,父母反复提醒甚至有时候严厉斥责,都没有好转。特别是考试前、一段时间内功课繁重,或者被老师和父母批评后,会更加严重。东东自己也感到很无奈,自己知道这样不好但很难控制住。孩子沮丧、父母闹心。爸爸妈妈带东东来门诊就诊,经医生评估诊断,东东患了抽动障碍。

抽动障碍(tic disorders)是一类起病于儿童和青少年期,以运动抽动和(或)发声抽动为主要表现的神经发育障碍。主要的症状是不自主、无目的、快速、刻板肌肉收缩,其表现各异,症状时好时坏。情绪紧张、疲劳、兴奋或生病发烧时症状会加重,愉快放松时会减轻。常伴有其他情绪行为障碍,如注意力缺陷多动障碍、强迫障碍、学习困难等。起病年龄以5~10岁最多见,病情通常在10~12岁最严重,男孩明显多于女孩。抽动障碍有遗传、生物、脑及躯体疾病、心理和环境等因素的影响,并非孩子的小动作或恶作剧,批评说教很难缓解症状,反而会导致孩子的紧张和焦虑情绪并加重抽动症状。

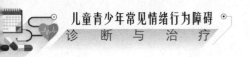

抽动障碍的常见表现和类型有哪些

抽动是突然的、快速的、反复的、非节律性的运动或发声。根据病情的严重程度,抽动障碍分为轻、中及重度,用抽动严重程度量表可进行客观、量化评定。轻度是指抽动症状轻,不影响患儿生活、学习或社交活动;中度是指抽动症状重,但对患儿生活、学习或社交活动等影响较小;重度是指抽动症状重,明显影响了患儿生活、学习或社交活动等。

从抽动的表现形式来看,抽动可分为运动抽动和发声抽动,可单独出现也可并存。无论哪种抽动,都可分为简单和复杂两类。如眨眼、斜颈、耸肩、扮鬼脸等属于简单运动抽动;蹦、跳、打自己等属于复杂运动抽动。清喉声、吼叫、吸鼻等动作等属于简单发声抽动;重复言语、模仿言语、秽语等属于复杂发声抽动。抽动通常以眼部、面部或头部的运动抽动为首发症状,而后向颈、肩、肢体或躯干发展,也可从简单发展到复杂。有时抽动障碍不只表现为抽动,而且伴有多种情绪和行为问题,如焦虑、自伤、睡眠问题,以及注意力缺陷多动障碍、强迫障碍、品行障碍、学习困难等,影响患儿的生活和学习。

根据 DSM-V,抽动障碍可以分为暂时性抽动障碍、持续性(慢性)运动或发声抽动障碍及 Tourette 综合征三大类。从抽动持续的时间来看,可分为暂时性和慢性的抽动障碍。暂时性抽动障碍是最常见的一种抽动类型。以单纯性或一过性肌肉抽动为特征，一般以眼肌、面肌和颈部肌肉抽动最为多见，5～7岁为多发年龄，抽动常自面部开始，表现为眨眼、斜眼、皱眉、扬眉、张口、伸舌、噘嘴、歪嘴、舔嘴唇、皱鼻、点头、仰头、摇头、转头、做鬼脸等。随着病情的进展逐渐加重，波及颈、肩、上下肢，出现斜颈、耸肩、动手腕、举臂、伸腿、抖腿、踮脚、蹬足、伸膝、屈膝、伸髋、屈髋、挺胸、收腹、扭腰等。少数单纯表现为刻板、重复地哼气、吸鼻或清嗓音。慢性运动或发声抽动障碍仅表现有运动性抽动或发声性抽动(两者不同时出现)，一般以运动抽动为多见，具有病程长(1年以上)、症状持久、刻板不变的特点。轻度发声性抽动常表现为单音、吸鼻音、清嗓子、咳嗽声、吼叫、哼哼声、尖叫声、喊叫声、咕噜声、吸吮声、犬吠声等；重度发声性抽动表现为说单词、词组、短语、短句、重复单词或短语、重复语句、模仿言语、秽语等。

还有一种叫做 Tourette 综合征的抽动障碍，是病情相对较重的一型，又称多发性抽动障碍，既表现有运动性抽动，又兼有发声性抽动，但两者不一定同时出现，是一种慢性神经精神障碍性疾病(病程1年以上)，可不同程度地损害儿童的认知功能和社会适应能力。其特点是在抽动的同时伴有发音肌群的抽动，发出有意义或无意义的声音，经常说出污秽的骂人话，患儿为此很痛苦。这种类型的抽动障碍还常伴有模仿动作、模仿言语、重复言语、强迫、攻击、情绪障碍及注意缺陷等行为障碍。

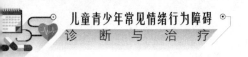

孩子为什么会得抽动障碍

　　抽动障碍确切的病因和发病机制目前还不清楚,目前临床医生和研究者普遍认为,这是遗传、生物、脑及躯体疾病、心理和环境等因素综合作用的结果。有研究表明,遗传因素在抽动障碍的发生中起非常重要的作用,抽动障碍患儿有阳性家族史的比例,国内外分别为 15% ～ 25% 和 40% ～ 50%。特别是 Tourette 综合征显示有家族聚集性,家族史阳性的儿童发病率高,且对抽动及强迫症状具有易感性。

　　抽动障碍也与神经生物学因素有密切关联。患儿可能存在多种神经递质的异常,例如研究最多的多巴胺和 5-羟色胺,这两类物质均通过环状神经通路调节基底核的运动,当体内这两种物质发生紊乱时,将会引起多处肌肉不自主的运动。有研究表明,如果纹状体中的多巴胺能神经元过度活跃,则尾状核的活动受到抑制。当频繁被抑制的苍白球和皮质下中枢解除抑制时,机体就会产生过多的不自主运动和发声。某些器质性因素也可能导致抽动障碍,如抽动秽语综合征患儿有 50%～60% 会显示脑电图异常。国内外围绕抽动障碍患者的功能性磁共振成像(fMRI)研究的相关报道发现:抽动障碍患者大脑内腹侧纹状体、额前皮质、壳核、皮质辅助运动区等部位激活异常。对发声抽动的研究发现基底核和下丘脑区域激活异常,推测发声抽动的发生与皮质下神经回路活动调节异常有关。

环境因素也是抽动症可能的诱发因素和(或)维持因素,包括:出生前后的疾病因素如母亲孕期精神紧张、高热、先兆子痫、难产、产伤、窒息等围生期损害;某些感染性因素如上呼吸道感染、扁桃腺炎、腮腺炎、鼻炎、咽炎、脑炎等。有过抽动障碍患儿起病于变应性疾病如变应性结膜炎、变应性鼻咽炎的报道。也有研究者发现不良饮食习惯如频繁摄入碳酸饮料、膨化食品、高脂饮食等,也是抽动障碍的危险因素,因为这样的饮食习惯可能导致儿童摄入过多的铅等有害元素,损害了中枢神经递质的平衡,导致抽动障碍的发生或恶化。

儿童的家庭环境对抽动障碍的程度和预后有重要影响。不良育儿方式会长期损害儿童的心理健康,引起抽动障碍发生或加重并影响预后。常见不良家庭环境因素包括家长对学习要求过度、责备过多、家庭长期不和、父母关系紧张、离异、训斥或打骂、儿童情感被忽视等,这些因素均可能导致儿童心理健康问题,而抽动行为往往是心理冲突的外在表现。一些较大儿童中,导致神经系统过高或过低唤醒状态的因素可导致抽动行为出现,例如抽动行为可出现于疲劳、乏味、读书、看电视等低唤醒状态;也可出现于压力、焦虑、集中精神、愤怒等高唤醒状态。

抽动障碍会给孩子带来哪些影响

抽动障碍是一种复杂的、病因未明的神经精神疾病,具有病

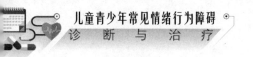
情反复、病程长等特点,对患儿及其家庭身心健康影响甚大。对于抽动障碍的患儿来说,及时有效的治疗极为重要,然而不少父母对此类障碍存在认识上的误区,延误了最佳治疗时机,使孩子产生多方面的功能损害,如学习困难、社交困难、心理障碍等。

抽动障碍容易引发儿童学习困难。患儿的抽动和不自主发声导致注意力分散,严重抽动使患儿很难集中注意力于书本。有些患儿上课时努力控制自己的发声性抽动,也因此影响课堂注意力。同学的歧视或嘲笑使患儿不喜欢上学,甚至厌学、逃学,可能产生明显的社会退缩和社交障碍。未经及时有效的治疗和控制,患儿可能逐步产生自卑感、社会退缩、行为不成熟、社交障碍,乃至品行纪律等问题,如果不加矫治,一部分患儿可能持续恶化,到青少年时期发展成为品行障碍,并在成年期形成人格障碍。

不只是患儿本身,抽动障碍还会给家庭带来不良影响和负担。面对孩子的情况,父母往往会体验到更高水平的压力、焦虑、自责等负面情绪,许多父母甚至因此互相责备,并进一步加重家庭紧张气氛乃至影响家庭婚姻关系。

抽动障碍可能并发哪些症状或疾病

抽动障碍最大的危害性在于它的并发症。Hirschtritt 等研究者的研究显示,80%～90%的抽动障碍患者至少有 1 种共患病,58%的抽动障碍患者共患 2 种及以上精神障碍。国内的研究数据提示,超过50％的患儿合并一种或多种行为障碍,其中共患注意力缺陷多动障碍和强迫障碍的比例最高,分别高达66％和35％,并发注意缺陷多动障碍症状时,患儿不仅表现为抽动症状,同时还存在多动,上课爱做小动作,注意力不集中,马虎粗心丢三落四,爱招惹其他同学,难以耐心等待等。有的孩子甚至在抽动发生前就存在多动注意力不集中症状。并发强迫障碍症状的患儿,尤其是一些年长的患儿,可能出现强迫行为及强迫思维。

此外,抽动障碍患儿也容易并发焦虑障碍、抑郁障碍、破坏性行为障碍等。此外,偏头痛和睡眠障碍在抽动患儿中出现的比例也要高于普通人群,研究发现抽动症患儿可能因夜间睡眠不足或睡眠障碍,导致抽动症状加重,又常因抽动症状加重而增加焦虑和压力感受并因此影响睡眠,导致睡眠结构紊乱。这些共患病会进一步加重和影响患儿的学校和社会功能,降低患儿及家庭的生活质量。

如何诊断抽动障碍

根据DSM-V的诊断标准,对暂时性抽动障碍、慢性抽动障碍、Tourette综合征的诊断如下。

暂时性抽动。是单一或多种运动和(或)发声抽动。自第一次抽动发生起持续少于1年。于18岁之前发生。这种障碍不能归因于某种物质(如可卡因)的生理效应或其他躯体疾病(如亨

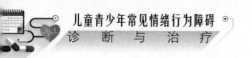

廷顿舞蹈病、病毒后脑炎)。不符合 Tourette 障碍或持续性(慢性)运动或发声抽动障碍的诊断标准。

持续性(慢性)运动或发声抽动障碍。这种抽动障碍于 18 岁之前发生,抽动的频率可以有强有弱,但自第一次抽动发生起持续至少 1 年。是单一或多种运动或发声抽动持续存在于疾病的病程中,运动和发声并不共存。这种障碍不能归因于某种物质(如可卡因)的生理效应或其他躯体疾病(如亨廷顿舞蹈病、病毒后脑炎)。不符合 Tourette 障碍或持续性(慢性)运动或发声抽动障碍的诊断标准。

Tourette 综合征。这是在疾病的某段时间内存在多种运动和一或多种发声抽动,尽管不一定同时出现。抽动的频率有强有弱,但自第一次抽动发生起持续超过 1 年,于 18 岁之前发生。这种障碍不能归因于某种物质(如可卡因)的生理效应或其他躯体疾病(如亨廷顿舞蹈病、病毒后脑炎)。

此外还包括特定性抽动障碍,是指以抽动障碍的特征症状为主的临床表现,这些症状引起有临床意义的痛苦,或导致社交、职业或其他重要功能方面的损害,但不符合抽动障碍或神经发育障碍诊断类别中的任一种障碍的诊断标准。

抽动障碍的治疗是怎样的

目前抽动障碍的治疗主要以心理教育和社会支持、综合行为干预及药物治疗为主。治疗首要目标是改善那些对患儿日常生活、学习或社交活动影响最大的症状,通常是抽动障碍的症状,其次是并发疾病的症状如多动冲动、强迫观念等。临床认为,轻度抽动障碍患儿的治疗多以心理教育和家庭支持治疗为主,但需定期监测其抽动的变化,必要时调整治疗方案。当抽动症状加重或持续以至于干扰患儿的日常生活,影响其学校和社会功能时,需要给予积极的行为干预和药物干预。

抽动障碍的非药物治疗主要包括心理行为治疗。对于轻症、社会适应能力未受损或轻度受损的患儿,单纯心理行为治疗常常有效。首先通过对患儿和家长的心理咨询和情绪疏导,调适其心理状态,消除对疾病怀有的羞耻感。通过健康教育指导,帮助患儿、家长、老师正确认识本病,不过分关注抽动障碍的症状,合理安排其日常生活,注意学习强度不宜过大,避免对患儿提过高的学习目标。同时可给予相应行为治疗,包括习惯逆转训练、暴露与反应预防、阳性强化、自我监察、消退练习、认知行为治疗等。其中习惯逆转训练、暴露与反应预防是一线行为治疗。重复经颅磁刺激、脑电生物反馈和经颅微电流刺激等神经调控疗法,可尝试用于药物难治性的患儿。

对于影响日常生活、学习或社交活动的中至重度抽动,单纯心理行为治疗效果不佳时,需要加用药物治疗,常用的药物包括多巴胺受体阻滞剂、中枢性 α 受体激动剂、选择性 5-羟色胺再摄取抑制剂以及其他药物等。药物治疗需注意剂量适宜和疗程规范。

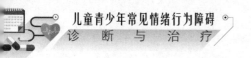

抽动障碍的心理治疗方法有哪些

虽然抽动障碍的病因尚不确切,但社会环境及心理因素在疾病发生发展中所起的作用是不容忽视的,兴奋、焦虑、紧张、惊吓等心理因素可诱发或加重抽动症状,而情绪稳定、注意力集中等因素可使症状减轻。另外家庭环境及教养方式、儿童在学校、社会中遇到的各种心理事件,均会影响疾病的严重程度。因此,对患儿的支持性心理治疗及对家长的教育干预,是治疗的基础。相比于药物治疗,心理治疗及家庭支持具有良好的治疗效果,且无明显副作用。轻症抽动可只开展心理行为治疗。

行为治疗(behavioral therapy, BT)目前已经被广泛应用于抽动障碍的治疗,并取得了不同程度疗效。目前的国际指南建议将习惯逆转训练,综合行为干预以及暴露和反应预防作为一线治疗方法。主要包括习惯逆转训练(habit reversal training, HRT)以及暴露和阻止应答(exposure and response prevention, ERP)。其他行为干预方法有放松训练、自我监督等。认知—行为治疗(cognitive behavioral therapy, CBT)是将认知疗法和行为疗法结合起来的一种方法,目前已经被广泛证实对抽动症状的治疗有一定的效果。可通过改善抽动障碍患儿共患的心理障碍疾病如焦虑、抑郁、注意缺陷多动障碍等,间接促进抽动症状好转。综合行为干预治疗(comprehensive behavioral interventions for tics, CBIT)是目前最受推荐的治疗方法之一,对抽动障碍安全有效且效果持久,这一治疗方案包括抽动障碍的心理教育、意识训练、对抗反应练习、放松练习、功能评估分析等,即能改善抽动症状,还能改善功能损害。

抽动障碍的行为治疗是怎样的

　　抽动障碍的行为治疗是重要的心理治疗技术之一,主要的方法有习惯逆转训练(HRT)和暴露和阻止应答(ERP)。

　　HRT 目前被认为是减轻抽动严重度的最有前途的行为干预技术,和心理教育干预联合应用,可长期改善抽动症状和患儿生活质量,作为一种可有效抑制抽动的非药物治疗方法,没有药物治疗相关的不良反应。

　　HRT 主要包括觉察训练、发展竞争性反应、激发动机和发展新的技能(泛化训练)4 部分。其中,觉察训练和发展竞争性反应是 HRT 治疗的核心,通过教会患儿觉察或辨别出自己的抽动症状以及发生抽动前的先兆冲动,然后运用引起抽动肌肉的拮抗肌完成对抗反应,取代原有的抽动或冲动行为,从而抑制抽动症状的产生。在察觉训练部分,重在让孩子更多关注到自己的抽动和其他行为,使得他们能更好控制自己的动作和行为,觉察训练主要包括一系列小步骤:首先观察镜子中的自己,详细描述每一次动作和当时状况的所有细节,如挤眼睛、吸鼻子、清嗓子等。其次,治疗师(可以是家长)重复地向孩子指出他的动作和冲动行为,直到孩子能够自己注意到自己的行为。然后帮助患

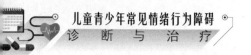

儿学会辨识出抽动或冲动行为发生的预兆或示警信号,这些预兆或示警信号可能是冲动、感觉或想法,然后辨识出所有与抽动和冲动发生相关的情况。

一旦患儿对自己的抽动或冲动行为有了很好的认识,下一步就是发展一种竞争性的反应,即取代原有的抽动或冲动行为。通常,竞争性反应要与抽动行为相反,是一种可以持续几分钟以上的反应。举例来说,伸舌头(抽动行为)可以用抿嘴来对抗,拔头发可以让患者紧握拳头抓住自己身体来对抗。在设计竞争性反应时,要考虑到这种反应不太会被其他人关注到。激发动机的部分重在防止抽动和冲动行为的再次发生,鼓励患儿列个行为问题清单,由父母、老师、朋友积极鼓励患儿的成就(不再抽动或冲动)以激发治疗动机,并逐渐将已学会的对抗反应行为,泛化到家庭、学校、公共场所等多种情境中。

最后是发展新技能。在这个治疗阶段,鼓励患儿在不同的环境中练习他们的新技能,而不仅仅是那些他们已经掌握的技能。在心理治疗室里能够抑制自己的抽动和冲动是相对容易的,而在家、学校等做到这些相对较难,所以要鼓励孩子接受这些挑战。

暴露和阻止应答(ERP)也是抽动障碍行为治疗的一线干预措施,与 HRT 相同的是,两者均使患儿习惯先兆冲动。不同之处在于,ERP 不是通过对抗反应来减少抽动,而是使患儿容忍抽动前的不适,从而抑制抽动产生。在 ERP 治疗中,患儿不是学习对抗,而是持续暴露于先兆感觉冲动或精神性冲动中,通过打破先兆冲动与抽动本身的联系和循环,使个体逐渐适应并习惯这种冲动,从而减少抽动症状发生。

抽动障碍患儿共患注意缺陷多动障碍、强迫、焦虑,抑郁等心理障碍的风险较高,且抽动可能会因负性事件或环境影响而加重,放松训练也是缓解焦虑情绪、放松肌肉的有效行为治疗方法。大多数患儿采用放松训练中的呼吸引导能快速掌握相关技巧,并在放松过程中使抽动症状得到缓解。

抽动障碍的家庭治疗是怎样的

抽动障碍患儿常常因为疾病的症状以及与之相关的压力,变得易激惹、难于管理。父母对患儿抽动的情绪反应和不良沟通方式,可能会导致家庭关系紧张,加重抽动症状并产生心理社会压力引发的恶性循环。因此家庭干预尤为重要,主要目标是帮助家长正确了解疾病的性质,认识到患儿所出现的症状是疾病的表现,而不是故意的行为;帮助家长了解症状波动的原因,消除家庭环境中的不良影响因素。相比于药物治疗,心理治疗及家庭支持具有良好的治疗效果,且无明显副作用。

向抽动障碍的患儿及家长提供关于此病的信息并开展健康教育非常重要。对患儿及其家庭开展健康教育的内容包括疾病的遗传学和神经生物学基础、疾病的家庭和社会环境因素、目前的治疗方法和基本原理等。虽然目前尚缺乏针对抽动障碍的标

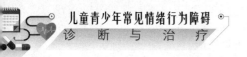

准化心理教育干预研究,但 Martino 等研究者提出,抽动障碍心理教育要点可包括:①向抽动障碍家庭提供足够的疾病知识,对父母进行心理健康教育,让家长了解自身不良的情绪反应对患儿抽动的负面影响。②让患儿和家长充分认识抽动症状的自然病程、波动性及环境影响因素;让患儿和家长清楚地了解抽动障碍的治疗选择。与患儿及父母共同讨论抽动对儿童社交、学业等可能的影响。③鼓励患儿及家长关注患儿的长处和兴趣,引导孩子多参加各种游戏和活动,同时积极管理抽动障碍和伴随的疾病,当抽动症状得到减轻时,采用鼓励和表扬来强化孩子的积极行为,帮助患儿树立自信心。④提高家长对学校环境下患儿受到羞辱与歧视的认识,与老师共同讨论患儿的抽动状况。

抽动障碍患儿的日常照护要注意什么

日常生活的合理照护,有助于抽动障碍患儿症状缓解。家长可从生活环境、起居作息、日常沟通等方面来加强。首先居室环境应当安静、柔和、宽松,以利于康复。抽动障碍患儿居室环境除注意开窗通风、温湿度适宜外,最重要的是环境安静,减少噪声。过强的噪声会打乱人的大脑皮质兴奋与抑制的平衡,影响神经系统正常的生理功能、长期生活在强噪声环境里,可使人感到疲倦、不安、情绪紧张、睡眠不好,严重出现头晕、头痛、记忆力减退及诱发或加重患儿抽动病情。此外,应当尽可能保证患儿的起居有规律。3～6岁的学龄前患儿每天睡眠 11～12 小时，6 岁以上患儿每天睡眠 9～10 小时。合理饮食，保证营养均衡，减少富含色素及添加剂的食物摄入。

对抽动障碍患儿的家庭管教应该是耐心沟通，不能打骂或体罚，以免加重抽动症状。家长也不必因为担心患儿生病了就放弃有管教的原则，可以坚持原则，同时觉察和调整自己的情绪保持在温暖平和的沟通方式上，以避免孩子疾病康复后反而在行为规则上留下不良习惯。保持患儿情绪稳定与心情舒畅，正确引导孩子学会面对压力，增加适应环境的能力。与老师保持良好沟通也非常重要，当患儿在学习和行为改变等方面有所进步时，要采用积极的正反馈等行为塑造技术来多加鼓励。

抽动障碍的预后怎样

有研究者采用系统评价的方法，全面收集分析了我国抽动障碍患儿的预后情况及预后的影响因素，分析结果显示：抽动障碍患儿预后良好，病情严重程度、既往病史、共患病和病情反复频数为影响预后情况的原因。根据研究提示，我国抽动障碍患儿预后情况和国外研究报道的数据类似，患儿预后不良的发生率为 32％，复发率为 32.37％。约 2/3 的患儿在成年后症状缓解。影响抽动障碍患儿预后的因素多种多样，从遗传学角度来看，家族病史是影响抽动障碍患儿预后的重要因素。此外，病情严重程度、既往病史、共患病和病情反复频数是有意义的影响因

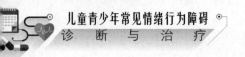

素。患儿病情处于较轻症状时，其学习状态和社交能力未受到影响，能正常生活，不依赖药物治疗并可以自愈。但病情呈现中度或重度时，严重影响学习、生活和社交能力，所以预后较差。合并共患病也会加重抽动障碍患儿的治疗负担，增加治疗难度，影响患儿预后。

强 迫 障 碍

思想或行为不受自己控制是怎么回事)

　　晓彤在妈妈的陪同下来到医生诊室。作为一名即将参加中考的学生,晓彤说自己之前一直很顺利,然而在临近中考的这几个月却出了问题,感觉脑子仿佛不是自己的了,一动脑筋它就会发出各种指令或者满脑子全是别的东西,比如听或看到别人讲过的一句话或做过的事情,会反复回想其讲话的主要内容或者做事的细节,越想不出来就越要去想,越想不出来就感觉越痛苦。对一些淡忘了的往事,她也常常非要想个明白,如此循环,让晓彤在上课和复习中难以集中精力,越临近考期这种矛盾心理越重,她感到非常焦虑和痛苦,几乎无法投入复习备考。经医生评估诊断,晓彤患了强迫障碍。

　　强迫障碍(obsessive compulsive disorder, OCD)也常被称为强迫症,是以强迫观念和强迫动作为主要表现的一种神经症,以有意识的自我强迫、有意识的自我反强迫同时存在为特征。儿童青少年强迫障碍的平均发病年龄在6~11岁,发病的高峰有儿童期和青春期早期2个阶段。病程一般呈慢性、反复波动,也可呈间歇性,遇到学习或生活应激性事件如开学、考试、转校等时容易加重。

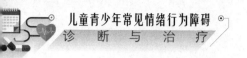

儿童青少年强迫症的特点也与成人患儿有所差别,常常表现为一种明知不必要,但又无法摆脱,反复呈现的观念、情绪或行为,虽然孩子清楚地知道这些观念和行为是完全不必要的,但自己却无法控制,并因此感到苦恼。1/3～1/2 的成年强迫症患者来自儿童期,发病年龄越早、病期越长以及需要住院治疗者,病情就越可能迁延。但与成年强迫症患者相比,儿童青少年患者因症状而造成的精神障碍和心理压力一般较轻,治愈可能性也更大。

强迫障碍中的强迫思维主要表现是什么

强迫症的症状多种多样,既可为某一症状单独出现,也可为数种症状同时存在。在一段时间内,症状内容可相对固定,随着时间的推移症状内容可能不断改变。基本类型有强迫情绪、强迫思维或观念、强迫行为。

强迫情绪主要指一种不必要的担心,对一些事物出现担心或厌恶,担心自己会对别人出现不理智的行为,反复体验到要做某种违背自己愿望的强迫冲动等。强迫观念或强迫思维主要表现为反复持久的思想观念,也可以是冲动的念头,或冲突矛盾的思想。这种体验虽非自愿产生,但仍属于自己的意识。主要表现为强迫怀疑、强迫回忆、强迫性穷思竭虑、强迫对立观念等。强迫怀疑表现为怀疑已经做过的事情没有做好、怀疑被传染上了某种传染病、怀疑和担心自己说错话被人误会等;强迫回忆则是不断地回忆经历过的事件、听过的音乐、自己或他人说过的话、看到过的场面等,在回忆时如果被外界因素打断,就必须从头开始回忆,怕人打扰自己而情绪烦躁。有时也表现为对于儿时往事与不愉快经历的反复追忆,明知没有必要和缺乏实际意义,却不断地在脑海中反复纠缠无法抵消与摆脱。强迫性穷思竭虑表现为反复纠缠在一些缺乏实际意义的问题上不能摆脱,如沉溺于"为什么把人称人"的问题中。强迫对立观念则表现为反复思考两种对立的观念如"美"与"丑"、"对"与"错"等。不过年幼儿童,强迫的思维常常不明显,患儿对强迫行为和强迫思维的出现与存在并没有明确认识,并无成人那种程度的焦虑与痛苦体验,只是当别人打断或干扰他们的重复和强迫时表现出烦躁。到青春期后相关表现逐渐接近成人,焦虑情绪和体验日益突出。

强迫障碍中的强迫行为主要表现是什么

强迫行为是强迫障碍的另一大类表现,是指按照某种规则或刻板程序做出重复的动作或活动,这种行为活动是强迫观念的一种反应。一般来说,强迫性动作是用于抵消或减轻焦虑不适的心情,儿童明知不对却不能放弃。

儿童青少年最为常见的行为是强迫性洗手,怕不清洁、不卫生,怀疑传染上某种疾病而反复洗手;强迫性的翻书或课本、开抽屉、找东西等,没有明显的目的,明知不对又很难控制;强迫计数,儿童常常控制不住地去反复计数路边的树、人行道上的砖块、楼房上的窗口等,如果无法计数顺利或被打断,就出现烦躁

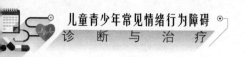

不安和难以控制的情绪；强迫做一系列的动作，这些动作往往与
"好""坏"或"某些特殊意义的事物"联系在一起，在系列动作做
完之前被打断则要重新来做，直到满意才停止；反复检查口袋中
的物品是否还在、门窗是否关好、自行车是否锁上等。

值得关注的是，儿童青少年强迫观念和强迫行为的内容常
涉及攻击、对称、污染（灰尘、病原体）等主题，此外也有对灾难性
事件的恐惧，例如担心自己或父母死亡或患病，这些与儿童心理
发展水平和需求相关。在行为表现上，强迫行为最常见的是强
迫清洁，其次为重复检查和攻击性想法。强迫症状的出现往往
伴有焦虑、烦躁等情绪反应，严重时会影响儿童睡眠、饮食、社会
交往、学习效率等多个方面。

强迫障碍的原因是什么

强迫障碍作为情绪行为障碍的一种，其发生因素也往往涉
及遗传因素、神经生化、心理、环境因素等多方面。有研究发现，
父母的心理障碍可能产生代际遗传，在强迫症患儿的亲属中，强
迫症、强迫性人格障碍及其常见共患病的发病率和风险因素都
高于一般人群，遗传因素可以解释 45%～65% 的儿童强迫症。

神经结构和功能异常也是可能原因之一。功能性磁共振等影
像学研究表明，部分强迫症儿童青少年的大脑结构和功能存在异
常：患儿多个脑区结构与功能异常，脑血流量与脑组织代谢水平异
常，这些异常与该症的发生密切相关。MRI 研究也提示，强迫障碍

患者的大脑神经学改变多出现在眶前回—基底节—丘脑环路；儿童青少年强迫症患儿存在额叶、纹状体丘脑功能障碍的可能，且患儿的双侧前额叶、右侧丘脑和前扣带回区域的功能异常，与强迫障碍症状严重程度相关。某些神经递质也参与了强迫症的发病和持续。例如，临床研究发现，选择性 5-羟色胺再摄取抑制剂能有效地治疗强迫障碍，因此，推测强迫障碍存在 5-羟色胺的功能紊乱。多巴胺等神经递质也可能参与强迫障碍的发病过程。

儿童青少年的心理健康水平与家庭环境和父母教养及亲子关系的相关性，已在很多研究中被提出。父母患心理疾病会影响父母养育技能，同时也会导致子代长期处于慢性应激和压力性的环境中。近年来的多项研究都提出：家庭因素特别是家庭中存在高度的焦虑或担忧、父母抚养孩子的方式、父母的情感表达模式和认知水平、家庭生活环境变迁、家庭中主要成员的关系紧张或界限模糊等，都在不同程度、不同角度上，对儿童青少年强迫障碍的发展和预后产生影响。此外，来自家庭、学校等方面严格的道德规范等环境相关的因素，也会影响儿童个性的形成并增加儿童强迫症发生的危险。

个性因素是如何影响儿童青少年
强迫障碍发生与发展的

个性是一个人固定的行为模式及在日常生活中待人处事的习惯方式，是全部心理特征的综合。强迫症的严重程度与追求

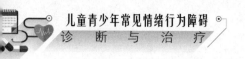

完美的个性特征有关。个人特征特别是病前人格,在强迫障碍的发生发展中起重要作用,大约2/3的强迫症患者患病前有强迫性人格或精神障碍,主要表现为力图保持自身和环境的严密控制,他们注重细节,做任何事都力求准确、完善,但即使如此,也仍有"不完善""不安全""不确定"等感觉。

强迫症的患者常做事情胆小犹豫不决、追求完美,对出错过分担心。儿童期被忽视是追求完美和强迫症严重程度之间一个重要的中间变量。在儿童期成长过程中,频繁遭受情感忽视、拒绝的孩子,可能会发展出完美主义倾向,这种完美主义是他们用以应对和消除父母忽视的策略,当只有好的结果才能吸引父母的时候,为了获得父母更多的赞许和关注,这类孩子对自己做事的要求很高,力求完美并获得好的结果,反复检查、反复思考等强迫行为也是力求完美的行为策略。

由于强迫观念和强迫行为常常占用了儿童大量时间与精力,使得他们难于将注意力集中在重要事件上,无法高效完成家庭作业甚至日常生活,经常感到挫败,因此而变得自卑自责,并增加了对环境与他人的不安全感。

家庭因素是如何影响儿童青少年
强迫障碍发生与发展的

近些年来,国内外不同的研究均显示,家庭因素与儿童青少年强迫症的发生、发展及预后密切相关。父母教养方式及亲子关系互动模式,以及家庭结构的缺陷及功能的缺失,对青少年儿童强迫症状的出现起重要作用。有研究表明:青少年强迫障碍患儿存在不良的家庭环境,例如,患儿父母在惩罚、严厉、拒绝、否认、过分干涉等方面存在问题。从家庭治疗的理论流派来看,当某个家庭成员表现出某种心理和行为问题时,往往是其家庭结构失调已久的表现。患儿的强迫症状和慢性化的病程,与家庭系统的功能缺陷显著相关。儿童青少年强迫症患者的家庭总体上表现为家庭压力水平高、功能失调或不和谐的特征,患儿的家庭成员之间沟通交流和情感表达常存问题,且对立、矛盾较多,患儿在家庭环境中较少得到信任、鼓励、情感温暖和理解,而更多地受到严厉批评、惩罚、拒绝和过多否定,这些都会使亲子互动和情感交流不能顺利进行,亲子与家庭间的矛盾对抗增多,久而久之儿童青少年产生孤独自卑、自我认同降低,处理问题容易有紧张拘束、谨小慎微等特点。且在长期与父母共同生活和成长中,儿童青少年会逐渐将父母对自己的态度,做事的态度,内化形成对自己、对外部世界的认知和行为模式。这也能从一定程度上解释强迫障碍的遗传学现象。

如何诊断强迫障碍

　　儿童强迫症的临床评估和诊断主是通过详细的病史询问、神经精神检查、体格检查和必要的辅助检查来进行。儿童的强迫症状早期可能难以识别,很多儿童会因为感到害羞而隐藏症状,使得父母难以发现。加之儿童特别是小年龄儿童的自我表达能力有限,往往由父母或监护人代主诉。为免信息损失,医生多采用观察、交谈结合游戏的方法,评估儿童有无重复的言语和行为、言语及非言语沟通的能力、有无多动、抽动和刻板怪异动作等。一些心理评估量表可以作为参考,如耶鲁-布朗强迫症评估量表儿童版、Achenbach 儿童行为量表(CBCL)等。儿童强迫症与成人强迫症既密不可分又各有特点。DSM-V 诊断标准中对强迫障碍的诊断标准包括:

具有强迫思维、强迫行为,或两者皆有。在该障碍的某些时间段内,感受到反复的、持续性的、侵入性的和不必要的想法、冲动或意向,大多数个体会引起显著的焦虑或痛苦。个体试图忽略或压抑此类想法、冲动或意向,或用其他一些想法或行为来中和它们(如通过某种强迫行为)。强迫行为被定义为如下:重复行为(如洗手、排序、核对)或精神活动(如祈祷、计数、反复默诵字词)。个体感到重复行为或精神活动是作为应对强迫思维或根据必须严格执行的规则而被迫执行的。重复行为或精神活动的目的是防止或减少焦虑或痛苦,或防止某些可怕的事件或情况;然而,这些重复行为或精神活动与所涉及的中和或预防的事件或情况缺乏现实连接,或明显是过度的(幼儿可能不能明确地表达这些重复行为或精神活动的目的)。除以上表现,还包括强迫思维或强迫行为是耗时的(如每天消耗 1 小时以上)或这些症状引起具有临床意义的痛苦,或导致社交、职业或其他重要功能方面的损害;此强迫症状不能归因于某种物质(如滥用的毒品、药物)的生理效应或其他躯体疾病;该障碍不能用其他精神障碍的症状来更好地解释。因为儿童在发展的过程中会出现某些重复的活动（如睡前仪式以获得安全感），必须区分正常和病理情况。

　　强迫障碍还要与广泛性发育障碍、焦虑障碍、抽动障碍等疾病相鉴别。如分离性焦虑障碍可以出现害怕自己或他人受伤的观念，广泛性焦虑会出现过分的、不现实的担心，但是这些焦虑障碍不会出现继发的仪式性行为。值得一提的是，孤独症儿童的刻板行为与强迫症的强迫性行为有一定类似，但是孤独症患儿还有典型的孤独症表现（社会交往障碍、交流障碍、兴趣狭窄）且往往伴随智力障碍。强迫症儿童智力通常正常，交往能力也保持正常水平，仪式性行为是一种复杂的、有组织的、自我控制的行为。多发性抽动障碍患儿也常常伴发强迫症状或强迫障碍，但一般在发生之前有特殊背景，虽然一些复杂运动性抽动发生之前有一种感觉或冲动，类似于强迫性观念或强迫性冲动，但是感觉性抽动通常不像强迫障碍一般伴随明显焦虑。

强迫障碍的治疗通常有哪些

　　心理治疗是强迫障碍的主要的治疗方法，其中认知行为治疗（CBT）是最常用的方法，有良好的治疗效果和成本效益，目前被认为是治疗儿童强迫症的一线治疗方案。由于强迫症的问题是由强迫思维和强迫行为的严重程度和强度以及患儿的态度决定的，所以强迫障碍的CBT治疗，重点是扩大治疗中患儿自我效

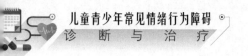

能感,增强独立、参与、自我监督与控制的水平,核心是打破"强迫思维—焦虑—强迫行为—暂时缓解—强迫思维加重"的负反馈循环。

　　家庭治疗也是治疗强迫症的重要心理治疗方法,特别是当家庭存在惩罚严厉、拒绝、否认、过分干涉的家庭教养模式,以及家庭压力水平高、功能失调或不和谐的家庭环境。治疗时将家庭成员也纳入到治疗体系中,让家庭中各成员的行为、相互之间的互动模式、存在的问题等都得以呈现,治疗师和家庭一起来分析和厘清每个家庭成员对患儿的强迫性行为有怎样的影响,通过帮助家庭看清问题、重新调整关系并引导父母调整对儿童的养育模式、来减少导致儿童不良心理健康状况的因素,并积极促进家庭成员间的有效沟通与亲密互动,创设温暖、宽松,支持儿童更健康成长的家庭环境。在治疗中,也向父母示范更积极有效的行为应对方式,帮助患儿减轻强迫行为促进康复。

　　药物治疗也是强迫障碍治疗方案的一种,儿童青少年强迫症与成年强迫症一样,在急性期用 5-羟色胺再摄取抑制剂(SSRIs)治疗有一定的必要性,不仅有助于避免形成负性循环,还有助于心理治疗取得更好效果。但儿童青少年应用这些药物时,要严密监视药物的副作用。儿童强迫症未经过系统治疗或未经治疗,可能在数年之后或到成年期仍存在强迫症状。部分患儿发展出现焦虑、抑郁等其他情绪障碍性疾病,部分患儿发展为强迫性人格障碍。经过药物治疗与心理治疗后,预后明显改善,绝大多数患儿能从治疗中获益,症状减轻,少数呈现慢性疾病过程。

儿童青少年强迫障碍的认知行为治疗是怎样的

认知行为治疗技术已被广泛应用于治疗儿童青少年强迫症的治疗,有代表性的是 March 及其同事制定的治疗方案标准。该方案按标准将儿童青少年强迫症置于一个神经行为框架内,治疗包括3个方面的部分:心理教育;暴露和反应阻止(ERP)、焦虑管理训练、认知治疗;防止复发和奖励。

心理教育主要目的是帮助患儿及其家人正确认识"强迫症",向患儿及家长提供包括强迫症患病的原因、发病率、预后、维持因素及其有效治疗的信息。

暴露与反应阻止是一种行为治疗方法,目的是帮助患儿学习对抗引起焦虑的情境或刺激,通过真实暴露或想象暴露的方式,同时抑制强迫行为,减少痛苦。暴露与反应阻止法的有效机制是,逐步延长对恐惧刺激的暴露时间,通过自主神经系统来调节焦虑的生理成分。暴露练习一般从令人痛苦但感受适度的情形或刺激开始,逐步升高至最令人痛苦的情形。随着暴露的逐步成功,促成儿童获得并积累对恐惧情境或刺激的正确认知。焦虑管理训练包括提高儿童青少年因暴露反应阻止所致的强烈情绪体验的容忍力,让他们更好地学会管理暴露前、暴露中、暴露后的情绪反应。一般技术包括放松训练(如渐进式的肌肉放松)和呼吸控制训练(如腹式呼吸)。认知治疗的策略主要是让患儿认识到强迫症产生的原因不是由于侵入性思维本身所致,而是由于对侵入性思维的错误解释所致,并帮助青少年区分侵入性思维和对这些思维评价之间的差别,矫正患儿对侵入性思维风险和责任感的评估。认知策略还鼓励患儿对错误的思维进行挑战,并以行为实验去验证强迫性思维的正确与否。

防止复发和奖励是按计划给完成阶段任务和家庭作业的儿童以奖励,能有效增加治疗依从性。家庭干预包括父母焦虑管理和放松训练,强化儿童青少年的行为技术及解决问题的技术。

强迫障碍的日常护理需注意哪些方面

首先要改变旧有观念和误区。强迫症儿童青少年的一些外在行为有时可能被认为是由个体的习惯、坚持性、意志或情绪等方面问题所导致,但强迫障碍在影像学、生物学和认知行为等方面的研究都提示——强迫障碍实际是有神经生理、病理机制的,所以家长及儿童青少年的主要支持者要改变错误观念,不要认为强迫症仅是习惯或情绪行为方面的问题,对疑似或诊断为强迫症的儿童青少年加强重视,采用合适的治疗方案进行干预。任何回避、不愿承认、害怕或歧视、排斥药物治疗等行为,都可能会贻误病情。

家庭环境对儿童强迫障碍的发生发展有一定影响。因此,父母应从小注意对儿童良好性格的培养,为儿童创设宽松和融洽的家庭生活氛围。纠正家庭中的不良环境因素,例如过分爱清洁、过分谨慎、过于刻板等。对于强迫症儿童,不断使用正反馈、行为消退等技巧,帮助他们看到自己的力量和优势、对自己有正确的评价。

同时,培养孩子多方面的兴趣爱好,加强身体锻炼,改善睡眠质量,增强免疫力。这是强迫症儿童青少年治疗与干预中非常重要的一个方面。鼓励儿童多参加集体活动特别是与外界接触。如唱歌、跳舞、听音乐、打球、跑步等,以建立新的大脑兴奋灶去抑制强迫症状的兴奋灶,转移对强迫症状的高度注意。此外,运动有助于人体产生肾上腺素、去甲肾上腺素、皮质醇等激素,能帮助强迫症儿童调节情绪行为,使其在面对不良因素时有更好的承受能力和抵抗力。

家庭和学校,都要根据儿童青少年的身心发展特点和个体水平,营造和谐的学习生活环境。为强迫症儿童青少年创设环境时,主要目标是让强迫症患儿在适当压力和情境下保证正常的学习与生活,同时不诱发出异常状态。

健康中国·家有名医丛书
总书目

第一辑

1. 下肢血管病诊断与治疗
2. 甲状腺疾病诊断与治疗
3. 中风诊断与治疗
4. 肺炎诊断与治疗
5. 名医指导高血压治疗用药
6. 慢性支气管炎诊断与治疗
7. 痛风诊断与治疗
8. 肾衰竭尿毒症诊断与治疗
9. 甲状腺功能亢进诊断与治疗
10. 名医指导合理用药
11. 肾脏疾病诊断与治疗
12. 前列腺疾病诊断与治疗
13. 脂肪肝诊断与治疗
14. 糖尿病并发症诊断与治疗
15. 肿瘤化疗
16. 心脏疾病诊断与治疗
17. 血脂异常诊断与治疗
18. 名医教你看化验报告
19. 肥胖症诊断与治疗
20. 冠心病诊断与治疗
21. 糖尿病诊断与治疗

第二辑

1. 尿石症诊断与治疗
2. 子宫疾病诊断与治疗
3. 支气管哮喘诊断与治疗
4. 胃病诊断与治疗
5. 盆底疾病诊断与治疗
6. 胰腺疾病诊断与治疗
7. 抑郁症诊断与治疗
8. 绝经期疾病诊断与治疗
9. 银屑病诊断与治疗
10. 特应性皮炎诊断和治疗
11. 乙型肝炎、丙型肝炎诊断与治疗
12. 泌尿生殖系统感染性疾病诊断与治疗